PROF. DR. BIRGIT HÖGL

BESSER SCHLAFEN

Brandstätter

PROF. DR. BIRGIT HÖGL

BESSER SCHLAFEN

Wie erholsamer Schlaf Gehirn und Körper fit hält und uns länger und gesünder leben lässt

In Zusammenarbeit mit Saskia Blatakes

Brandstätter

INHALT

Prolog: Nächte bei den Mosetén

Ich liege wach, es ist einfach zu heiß zum Schlafen. Ein wenig wehmütig denke ich an das kühle Schlafzimmer und das komfortable Bett zu Hause, während ich versuche, es mir auf den Brettern bequem zu machen. Doch dafür kann ich einen Sternenhimmel betrachten, wie wir ihn in Europa aufgrund der Lichtverschmutzung nur noch an wenigen einsamen Orten zu Gesicht bekommen. Wir befinden uns in Bolivien, Stunden entfernt vom nächsten Dorf mit Stromanschluss oder Stromgenerator und damit in absoluter nächtlicher Dunkelheit, vor allem wenn der Mond nicht scheint. Es gibt hier kein elektrisches Licht, kein Flimmern und Leuchten von Glühbirnen, Bildschirmen oder Leuchtreklamen. Es stören keine lärmenden Fernseher oder vorbeirauschende Autos.

Wie schläft es sich an einem Ort abseits jeglicher künstlichen Störung?

Der Schlaf kann eine zarte Pflanze sein und oft gehen wir nicht gerade zimperlich mit ihr um. Wir verbiegen sie und machen sie uns untertan, wie es uns gerade passt. Aber wie wächst sie, wenn sie ungestört sein darf? Haben die Menschen hier die gleichen Schlafprobleme wie wir im Westen? Diese Fragen haben mich umgetrieben und zur Entscheidung gebracht, mir eine Auszeit von meinem zeitlich eng getakteten Alltag als Schlafmedizinerin, Schlafforscherin und Neurologin und ein Sabbatical zu nehmen. Seit bald dreißig Jahren beschäftige ich mich als Medizinerin und als Wissenschaftlerin mit dem Schlaf. In dieser Zeit haben wir in der Forschung immense Sprünge gemacht und viele Zusammenhänge und Faktoren erkannt, die einerseits unseren Schlaf beeinflussen, und wie der Schlaf andererseits unseren Körper und unser Gehirn beeinflusst. An der Spezialambulanz für Schlafstörungen und Schlaflabor der Universitätsklinik für Neurologie Innsbruck untersuchen wir tausende Patient*innen pro Jahr. In diesem Sabbatical-Jahr wollte ich den Schlaf wieder einmal von einer ganz anderen Seite kennenlernen. Wenn man so will: von der dunklen Seite.

Eine Freundin, die selbst jahrelang in der Gegend gelebt und gearbeitet hat, hat mir den Kontakt zu den Mosetén vermittelt, einer indigenen Volksgruppe, die im Alto Beni lebt, einer entlegenen Region im bolivianischen Tiefland. Die Reise dorthin dauert mehrere Tage. Mein Partner und ich sind in alten Kombis und Kleinbussen unterwegs, bis zu dem Dorf Palos Blancos, wo wir uns mit Vorräten eindecken wollen.

Es ist kein angenehmer Ort: staubige Straßen, Neonlicht, knatternde Mopeds, lärmende Stromgeneratoren, überall plärren Fernseher und Radios. Ich freue mich schon auf die Natur, während uns ein Verkäufer Reis und Nudeln, Öl, Zucker, Salz, Zwiebeln, Zündhölzer und einiges mehr abfüllt. Dann steigen wir in ein kleines, zerbrechlich aussehendes Holzboot, das an eine Nussschale erinnert.

Nach einer langen Fahrt legen wir an und nach einer mehrstündigen Wanderung erreichen wir die kleine Siedlung, in der die Mosetén, eine der autonomen Volksgruppen Boliviens, leben. Sie ernähren sich hauptsächlich von den Erträgen ihrer Äcker, die teilweise mehrere Stunden oder sogar Tagesmärsche von ihren Hütten entfernt liegen, selten auch von etwas Fisch oder von einem erlegten Tier. Nur Zucker, Salz und Öl,

Streichhölzer und andere unabdingbare Dinge des täglichen Bedarfs kaufen sie in der Stadt. Es gibt hier keinen Strom, und auch keine Duschen oder Toiletten mit Wasserspülung.

Das autonome Territorium der Mosetén ist keine Gegend, die man so einfach touristisch bereisen kann. Wer unangemeldet kommt, riskiert, unwirsch verjagt zu werden, denn die Mosetén haben seit dem 19. Jahrhundert schlechte Erfahrungen gemacht mit Eindringlingen, auch bis in die Gegenwart. Man muss ein offizielles Ansuchen stellen, und zwar, wie in unserem Fall, getrennt: eines beim Präsidenten der Männer des Volks, und eines bei der Präsidentin der Frauen. In einer öffentlichen Sitzung wird dann besprochen, ob das Ansuchen genehmigt wird, die Gäste anreisen und wo sie ihr Zelt aufstellen dürfen.

Das sind die Regeln. Wenn man die offizielle, schriftliche Erlaubnis hat, das Territorium zu betreten, bringt man Geschenke mit – am besten die heißbegehrten, aus höheren Regionen des Landes stammenden Cocablätter.

Während er ein solches Blatt abzupft, erzählt uns ein Mann in den Vierzigern, dass er das Leben in der Zivilisation gut kenne, weil er einst als ungelernter Arbeiter in einer nahe gelegenen Stadt gewohnt hat. Doch der fremdbestimmte Tagesablauf war nichts für ihn: „Wohnen, Schlafen, Essen, Trinken – alles kostet Geld. Dein Auftraggeber bestimmt, wann du anfangen musst zu arbeiten und wann du fertig bist." Hier auf dem Land baut er selbst an, was er braucht, und muss keine Miete zahlen. Er geht auf seine Felder, wann er es bestimmt. Bei vielen Mosetén ist es eine bewusste Entscheidung, hier zu leben.

Wann sie schlafen, bestimmen weder Vorgesetzte noch die Uhr, sondern die Sonne. Die Menschen ziehen sich in ihre Hütten zurück, wenn es dunkel wird. Sie stehen auf, wenn es hell wird. Weil wir in Äquatornähe sind, kommt die Nacht plötzlich und dauert ziemlich lang. Von circa sieben Uhr abends bis sieben Uhr morgens ist es dunkel, bis auf das sich verändernde Mondlicht.

Deshalb verbringen die Mosetén mehr Zeit auf ihren Schlafstätten als wir. Dabei geht es gesellig zu: Die Kinder schlafen bei den Eltern, oft liegt traditionell das jüngste Kind bei der Mutter und das zweitjüngste beim Vater. Doch die lange Nacht bedeutet nicht, dass die Mosetén zwölf Stunden lang durchschlafen. Sie liegen in der Dunkelheit, unterhalten sich, kauen Coca oder lieben sich. Selbst in der allertiefsten Nacht und mitten aus dem Schlaf heraus müssen sie oft aufstehen und nach den Tieren sehen, wenn zum Beispiel ein Schrei auf einen Eindringling oder die Gefahr durch Raubtiere hinweist. Und dann sind da die Moskitos: Zwar gibt es über jeder Schlafstätte ein Moskitonetz, ohne das an Schlaf gar nicht zu denken ist. Aber wenn man beim Hineinkriechen nicht aufpasst, ist ein ungebetener Gast dennoch gleich drinnen. Außerdem ist es drückend heiß. Der Schlaf der Mosetén ist also alles andere als ungestört.

Dass die langen Nächte im autonomen Territorium der Mosetén nicht nur erholsam sind, werden mein Partner und ich in den kommenden Tagen und Wochen am eigenen Leib erfahren. Wir haben Moskitonetz, Zelt und Isomatten mitgebracht, aber sie bieten uns auch eine traditionelle Schlafstätte an, ein einfaches, aus Holz gezimmertes Gestell, auf das eine dünne Bastmatte gelegt wird, umgeben von einem Moskitonetz. An Schlaf ist aber erst einmal nicht zu denken, denn es ist drückend heiß. Erst als ein leiser Wind aufkommt und unsere schweißnassen Körper durch die feinen Ritzen der hölzernen Liegefläche kühlt, verstehe ich, warum die Mosetén die harten, aber eben luftdurchlässigen Pritschen einer Matratze vorziehen. Und ich schlafe endlich ein.

In den kommenden Tagen führe ich mithilfe unseres Führers und Übersetzers Juan Huasna Bozo, der selbst dem Volk der Mosetén angehört, viele lange Gespräche mit den Indigenen. Viele sprechen ohnehin Spanisch, aber nicht alle, und dann übersetzt er. Was mir von Beginn an besonders auffällt: Sie scheinen sich keine Sorgen zu machen, dass sie nicht durchschlafen. Es scheint niemanden zu stressen, dass man mal kürzer, mal auch länger wach ist. Man kümmert sich um die Kinder, hört, was draußen passiert, und geht auch einmal nachsehen.

Als Schlafmedizinerin müsste ich mit Blick auf die gängigen Empfehlungen sagen: Die Mosetén haben keine günstigen Schlafbedingungen. Ihre Betten sind unbequem, und sie teilen sie oft mit mehreren anderen. Ihre Schlafumgebung ist heiß, und äußere Störungen, etwa durch Geräusche, kommen häufig vor.

Aber mit so einer Einschätzung läge ich wohl daneben. Denn die Mosetén beklagen sich nicht. Sie nehmen ihren Schlaf hin, wie er unter diesen Umständen eben ist. Wenn ich sie frage, ob sie genügend geschlafen haben, bejahen sie das fast immer. Von so einem Gleichmut können wir nur träumen. Aber das liegt natürlich auch an unseren komplett anderen Lebensgewohnheiten.

Nach meinem Aufenthalt bei den Mosetén kehrte ich zurück in die Welt der Uhren. Nein, komfortabel war es sicher nicht gewesen im bolivianischen Hinterland. Aber den natürlichen Rhythmus des Lebens mitzuerleben war ein Privileg. Was ich hier am eigenen Körper erfahren habe, hat mich auch in meiner Forschungsarbeit bestätigt: Der Schlaf ist der natürliche Rhythmus unseres menschlichen Lebens. Vielleicht kann er uns daran erinnern, unser Leben wieder etwas artgerechter zu leben.

Das klingt natürlicher erst einmal einfacher, als es ist: Unser Alltag ist geprägt von Stress und vielen Verpflichtungen. Viele schlaflose Patient*innen leiden deshalb unter den negativen Gedanken der Nacht. Unter der Sorge, morgens nicht ausgeruht zu sein. Unter der Furcht vor dem stundenlangen Wachliegen. Und unter der Vorstellung, dass frühmorgens der Wecker klingelt, aber der Schlaf nicht ausgereicht hat, um den Tag zu meistern.

Dieses Buch wird ergründen, was es mit dem Schlaf auf sich hat: eine faszinierende Reise, auf der es auch aus wissenschaftlicher Sicht noch vieles zu entdecken gibt. Dabei geht es darum, mit Mythen aufzuräumen, ungeahnte Zusammenhänge zu erkennen und die Zeichen, die unser Körper sendet, besser zu verstehen. Denn der Schlaf ist gemeinsam mit der Ernährung und der Bewegung die wesentliche Säule für unsere körperliche und geistige Gesundheit.

Guter Schlaf lässt sich nicht erzwingen, wir können aber einige seiner Geheimnisse lüften und ihm dadurch Schritt für Schritt näherkommen. Machen wir uns auf den Weg!

1
WARUM SCHLAFEN WIR?

Unsere Gliedmaßen und Gesichtszüge erschlaffen, unsere Gedanken gehen ihre eigenen, rätselhaften Wege. Für unsere Mitmenschen wirken wir nicht mehr ansprechbar. Würden sie nicht sehen, wie sich unser Brustkorb hebt und senkt, könnten sie sich nicht einmal sicher sein, ob wir noch leben. Denn zumindest im REM-Schlaf sind jene Muskeln, die wir willentlich kontrollieren können, tatsächlich gelähmt. Ob es um unsere bisweilen bizarren Träume geht oder die komplexen biochemischen Vorgänge in unserem Gehirn – Schlaf ist eines der faszinierendsten und geheimnisvollsten Phänomene des menschlichen Lebens.

Zugleich heilt uns der Schlaf physisch und psychisch. Ein Drittel unseres Lebens verbringen wir in diesem regenerativen Zustand – und müssen in der Regel nicht einmal etwas dafür tun. Bei einigermaßen gesunden Schlafenden kommt der Schlaf – früher oder später – von ganz allein.

Trotzdem ist er alles andere als simpel. Das spürt jede Person, die schon einmal schlecht oder zu wenig geschlafen hat. Erst, wenn es mit dem Schlafen nicht mehr klappt, wird uns klar, wie wichtig er ist. Überraschenderweise wurde dieser essenzielle Zustand von der Naturwissenschaft lange links liegen gelassen.

Auch die Medizin sah den Schlaf lange als einen „Zwischenzustand zwischen Wachsein und Tod, wobei der Wachzustand als der aktive Zustand aller tierischen und intellektuellen Funktionen gesehen wird und der Tod als deren totale Aufhebung". So jedenfalls beschrieb ihn 1834 der schottische Arzt Robert Macnish in „The Philosophy of Sleep". Diese Aussage ist nur ein Beispiel dafür, dass die Medizin den Schlaf bis vor etwa hundert Jahren als passiven, „halbtoten" Zustand sah.

In den vergangenen Jahrzehnten haben wir aus naturwissenschaftlicher Sicht mehr über den Schlaf gelernt als in den Jahrhunderten davor. Mit den Möglichkeiten der Technik können wir den Schlaf wie nie zuvor in seine Bestandteile zerlegen und analysieren. Die medizinische Forschung hat gezeigt, dass er kein passiver, sondern ein dynamischer und aktiver Zustand ist, in dem sehr viel passiert, und der für unsere Gesundheit und unser Wohlbefinden von zentraler Bedeutung ist. Gleichzeitig bereichert die Chronobiologie das Wissen der Schlafmedizin, indem sie zeigt, wie stark unsere inneren Uhren unseren Schlaf- und unseren Wachzustand mitbestimmen.

Wir haben verstanden, dass der Schlaf nicht das Gegenteil von Wachsein ist, sondern vielmehr ein höchst komplexer, in sich organisierter Zustand des Gehirns. Er entsteht im Gehirn, er dient dem Gehirn, und er dient uns. In diesem Zustand sind verschiedene Areale des Gehirns unter Beteiligung einer Vielzahl an Botenstoffen und ausgeklügelten biochemischen Mechanismen aktiv und interagieren. Erst langsam erkennen wir, wie stark gesunder und ausreichender Schlaf auf unser Wohlbefinden und unsere Alterungsprozesse wirkt.

Wie essenziell der Schlaf ist, erkennen immer mehr große Organisationen an, in Europa, in den USA und weltweit. Sie anerkennen den Schlaf mittlerweile neben den beiden Dauerbrennern Ernährung und Bewegung als dritten entscheidenden Faktor für unsere Gesundheit.

Außerdem hat die WHO dem Schlaf und den ihn betreffenden Krankheiten in der neuen Version der *International Classification of Diseases, ICD-11*, also der Internationalen Klassifikation der Krankheiten, erstmals ein eigenes Kapitel gewidmet. Dies ist ein großer Fortschritt, denn früher waren Erkrankungen, die mit Schlaf zu tun haben, über ganz verschiedene Kapitel „verstreut“. Damit, dass in der neuen Klassifikation der Schlaf und alle seine Erkrankungen in einem eigenen großen Kapitel, dem Kapitel 7, zusammengefasst sind, wird die Klassifikation der Bedeutung dieser Gruppe von Erkrankungen gerecht.

Auch wenn es heute beinahe täglich neue Forschungsergebnisse gibt, ist die Faszination für den Schlaf so alt wie die Menschheit selbst. Ohne es beweisen zu können, haben bereits unsere Vorfahr*innen gewusst, wie wichtig der Schlaf ist. Das zeigen Mythen und Legenden in allen Teilen der Welt, die den Schlaf und seine wundersame Wirkung thematisieren.

1.1. RAUCHENDER SPIEGEL: KURZER NACHTFLUG DURCH DIE GESCHICHTE

Götter haben viele Aufgaben. Die aztekische Göttin *Xilonen* beispielsweise war nicht nur die Göttin des Maiskorns, sondern auch zuständig für die menschliche Fruchtbarkeit. Auch ihr Kollege *Tezcatlipoca* hatte zwei ähnlich eng zusammenhängende Aufgaben: Er war der Gott der Nacht und gleichzeitig der Erinnerung. Ist es nicht faszinierend, dass diese jahrtausendealten Vorstellungen mit den neuen Erkenntnissen der Neurowissenschaft übereinstimmen? Heute wissen wir, dass der Schlaf und die Erinnerung wirklich untrennbar miteinander verbunden sind. Denn unser Gedächtnis wird im Schlaf konsolidiert. Oder weniger medizinisch ausgedrückt: Während wir schlafen, sortiert, ordnet und speichert unser Gehirn all unsere Erinnerungen.

Der Spitzname von Tezcatlipoca war übrigens „Rauchender Spiegel", weil er außerdem noch als Gott des Vergessens galt. Wenn wir nicht gut schlafen, schadet dies unserer Gedächtnisleistung. Nach akutem Schlafmangel ist das Arbeitsgedächtnis gestört. Wenn wir in den mittleren Jahren unseres Lebens zu wenig Zeit in den Schlaf investieren, erhöht dies das Risiko für Demenzerkrankungen. Die Azteken hatten offenbar die herausragende Bedeutung des Schlafs für die mentale Gesundheit verstanden.

Der Schlaf beschäftigt und erstaunt uns Menschen, seit es uns gibt. Wir versuchen ihn zu ergründen und zu verstehen. Und, wie wir Menschen eben ticken, versuchen wir natürlich auch, ihn zu „optimieren". Dabei „verschlimmbessern" wir aber manchmal alles, wenn wir zum Beispiel mithilfe von allen möglichen Schlafmitteln und Wachmachern versuchen, ihn herbeizuzwingen oder zu überlisten.

Aber schon in der griechischen Antike haben die Menschen am Schlaf herumgedoktert. In der Mythologie hat Hypnos, der Gott des Schlafes, verschiedene Gesichter. Mal wird er als hübscher Jüngling, mal als erschöpfter Greis beschrieben. Oft trägt er als Erkennungsmerkmal ein mit Schlaftrunk gefülltes Horn. Der Versuch, den Schlaf zu beeinflussen, gehört wohl untrennbar zu ihm. Hypnos hatte die erstaunliche Gabe, alle Menschen, Tiere und sogar Götter auf der Stelle in den Schlaf zu versetzen. Seine Mutter ist Nyx, die Göttin der Nacht, und sein Zwillingsbruder war niemand Geringerer als Thanatos – der Gott des Todes. Später heiratet der Gott des Schlafes Pasithea, eine der Göttinnen der Anmut und der Freude. Schlaf und Anmut bekommen drei Kinder, Phantasos, Morpheus und Phobetor, die gemeinsam die Götter des Traumes verkörpern.

Aber der Schlaf hatte in der Antike neben der spirituellen Bedeutung auch eine ganz konkrete medizinische Funktion. Ärzte schickten Kranke zum Schlafen in einen Tempel. Im Traumschlaf erhoffte man sich Hinweise auf eine wirksame Therapie oder ein passendes Heilmittel. Auch bei anderen Lebensfragen wählte man diesen sogenannten Tempelschlaf. Meistens war die Aussage der Träume nicht gerade offensichtlich, deshalb halfen Priester bei der Deutung.

Wie bei den Azteken überrascht auch hier die bereits enge Verbindung von Schlaf und Gesundheit, die wir heute wiederentdeckt haben und in verschiedenen Facetten und Wechselwirkungen erforschen. Die alten Griechen hatten etwas verstanden, was die Medizin danach fast zwei Jahrtausende lang unterschätzte: die Heilkraft des Schlafs.

Auch bei den alten Römern hatte der Schlaf eine immense Bedeutung: Das zeigt die beeindruckende Zahl ihrer Betten. Wer es sich leisten konnte, hatte ganze drei Stück: ein Nachtbett, wie wir es kennen; außerdem ein Tagbett; und sozial besonders Höhergestellte hatten sogar noch ein sogenanntes Tragbett, das bei Bedarf nach draußen getragen und – vielleicht im Schatten eines Olivenbaumes – aufgestellt wurde. Klingt das nicht einladend? Auch heute machen viele Menschen ihr Nachmittagsschläfchen gerne in einer Hängematte im Garten oder auf einer Decke im Park.

Aber die Römer schätzten nicht nur den Genuss des Schlummerns, sie erkannten auch das Potenzial, ihn zu ihrem Vorteil zu nutzen und zu beeinflussen. Den Legionären machten sie es dafür absichtlich besonders unbequem: Sie durften nicht bequem ausgestreckt auf flachen Liegen schlafen, sondern mussten sich mit harten, am Kopfteil erhöhten Holzpritschen zufriedengeben. So schliefen sie weniger tief, und die halb aufrecht gebetteten römischen Legionäre konnten schneller aufspringen, wenn der Feind im Anmarsch war.

Die Inka wiederum kauten Cocablätter, um lange Strecken, harte Arbeit ohne Essen oder lange Zeit ohne Schlaf zu bewältigen. Im europäischen Mittelalter waren Aufputsch- und Beruhigungsmittel in den Adelshäusern gang und gäbe. Das Volk hingegen griff zu Alkohol, pflanzlichen Mitteln und anderen Substanzen, die nicht selten giftig oder gar tödlich waren.

Tendenziell gingen die Menschen einst zeitiger ins Bett als heute. Da Kerzen oder Lampenöl teuer waren, richtete man sich nach dem Tageslicht. Auch die Jahreszeiten spielten eine viel größere Rolle: Im Winter schlief man länger, weil es länger dunkel war. Im Sommer fiel die Nacht auch wegen der Arbeit auf dem Land deutlich kürzer aus.

Es gibt auch historische Berichte aus der mittelalterlichen Literatur, die vermuten lassen, dass die Menschen damals in zwei Etappen schliefen. Die erste Phase dauerte etwa drei Stunden und wurde manchmal als „erster Schlaf" bezeichnet. Danach standen viele für ein bis zwei Stunden auf und werkelten in Haus und Stall herum. Der „zweite Schlaf" dauerte ebenfalls nur wenige Stunden. Die Unterbrechung galt als normal und wurde nicht als schlechter Schlaf gewertet.

Diese natürlichen Rhythmen änderten sich durch die Industrialisierung und die Erfindung des elektrischen Lichts. Plötzlich konnte man in den Fabriken auch nachts arbeiten. Mit allen negativen Folgen für den Schlaf.

Auch die Mosetén in Bolivien berichten, dass sie viel später und kürzer schlafen, wenn sie sich in der Stadt befinden, wo es elektrisches Licht, hell erleuchtete Straßen, Restaurants, Häuser und große leuchtende Bildschirme gibt, auf denen das Fernsehprogramm in großer Lautstärke läuft. Das Licht einer Kerze stört die natürliche Ausschüttung des Hormons Melatonin nicht. Elektrisches Licht sehr wohl – wobei es auf die Helligkeit ankommt und auf das Spektrum. Auf die immer noch stark unterschätzte Wirkung des künstlichen und natürlichen Lichts auf unseren Schlaf-Wach-Rhythmus werde ich noch eingehen.

Im letzten Jahrhundert haben aber nicht nur elektrisches Licht und Bildschirme Einzug in unsere Häuser gehalten. Es begann auch die Erfolgsgeschichte der synthetischen Schlafmittel. Vieles, was zu Beginn des Jahrhunderts, mit großen Hoffnungen verknüpft, verfügbar wurde – zum Beispiel bromhaltige Schlafmittel, von denen das erste im Jahr 1906 patentiert wurde, und Barbiturate, die ebenso zu Beginn des vergangenen Jahrhunderts auf den Markt kamen –, ist heute schon längst wieder obsolet. Nicht nur Wirkungsverluste wurden festgestellt, auch gefährliche Nebenwirkungen, bis hin zum großen Conterganskandal, bei dem Anfang der 1960er-Jahre bekannt wurde, dass die Einnahme des Medikaments zu schweren Missbildungen der Föten führte, wenn es in der frühen Schwangerschaft eingenommen wurde.

Auch manche der neueren Schlafmittel wurden zunächst als sehr vielversprechend gehypt und stellten sich später doch als weniger hilfreich heraus, als man es sich versprochen hatte. Manche Medikamente zeigen einen raschen Wirkungsverlust, oder machen sogar abhängig.

Besser also, wir stützen uns auf die Erkenntnisse der Wissenschaft und kümmern uns gut um unseren Schlaf. Eine erholsame Nachtruhe ist unbezahlbar – und vieles, was wir dafür tun können, ist einfach, natürlich und kostenlos.

1.2. EIN HELLWACHES FACH: WAS MACHT DIE SCHLAFMEDIZIN UND WOZU BRAUCHEN WIR SIE?

Die Somnologie, die Schlafmedizin und -forschung, ist ein vergleichsweise junges Gebiet. Mittlerweile kann eine Zusatzbezeichnung in Schlafmedizin aber in vielen Ländern von Ärzt*innen erworben werden. In den USA ist Schlafmedizin ein anerkanntes Teilfach innerhalb der Anästhesiologie, Inneren Medizin, Familienmedizin, Pädiatrie, HNO-Heilkunde, Psychiatrie und Neurologie. Viele Schlafforscher*innen sind Neurolog*innen, was sich daraus ergibt, dass der Goldstandard in der Schlafmessung, die sogenannte Polysomnographie, ein neurophysiologisches Verfahren ist, in dem die Schlafstadien mittels der Elektroenzephalographie (EEG) klassifiziert werden, und dass man die Muskelaktivität im Schlaf kontinuierlich mittels Elektromyographie (EMG) messen kann. Auch Psychiater*innen, Internist*innen, insbesondere Kardiolog*innen, Pulmolog*innen, HNO-Ärzt*innen und Kinderärzt*innen gehören dazu. Selbst Zahnärzt*innen können sich in Schlafmedizin spezialisieren, ebenso Psycholog*innen, naturgemäß Pfleger*innen und Techniker*innen, aber es gibt auch immer mehr Ingenieur*innen, Physiker*innen und Biolog*innen etc., die vor allem in der Forschung arbeiten.

„Wer am offenen Gehirn operiert, ist ein Künstler. Wer ein Herz transplantiert, ist ein Held. Wer als Schlafmediziner tätig ist, ist selbst schuld“: Mit diesen ironischen Worten hat Prof. Reinhold Kerbl, Präsident der Österreichischen Gesellschaft für Schlafmedizin und Primar der Kinder- und Jugendabteilung in Leoben, vor einigen Jahren einen Kongress eröffnet. Unsere Disziplin fristete tatsächlich lange ein Schattendasein und galt als „verschlafenes“ Fachgebiet, in dem es um nichts Akutes geht. Schuld war vor allem das Unwissen: Der Schlaf und seine Bedeutung für Körper und Psyche waren noch zu wenig beforscht. Die Medizin ließ den Schlaf als vermeintliche Nebensache links liegen und kümmerte sich lieber um die vermeintlich lebenswichtigeren Aspekte der Gesundheit.

Bis zu einem gewissen Grad ist das verständlich. Erstens scheint der Schlaf eine Selbstverständlichkeit: Wir schlafen jede Nacht und bei den meisten Menschen klappt das auch ganz gut von allein. Zweitens behandelte die Medizin Schlafprobleme und Schlafkrankheiten lange als Nebensächlichkeiten, die sich nicht weiter auswirkten und erst recht kein Thema von Leben und Tod seien. Neben der Unfallchirurgie oder der Onkologie, um nur zwei Beispiele zu nennen, galt die Schlafmedizin bestenfalls als zweitrangig.

Schlafkrankheiten kommen oft unauffälliger daher als große, offene Wunden oder Knochenbrüche. Sie sind manchmal schleichend und leise wie der Schlaf selbst, manchmal aber – wie bei der obstruktiven Schlafapnoe – so laut wie ein Traktor. Deshalb braucht es geschulte Schlafmediziner*innen, die wissen, wonach sie die Patient*innen fragen müssen.

Lange Zeit hatte das alles zur Folge, dass viele Schlafkrankheiten oft gar nicht erkannt oder aber fehldiagnostiziert wurden. Bis zur Diagnose Narkolepsie können zum Beispiel immer noch Jahre, selten sogar immer noch Jahrzehnte vergehen. Ich erinnere mich an eine ganze Reihe von Patient*innen, die lange mit Schlafmitteln behandelt wurden, obwohl sie an einem Restless-Legs-Syndrom litten, das eine andere Behandlung als mit Schlafmitteln braucht. Und manchmal ist eine vermeintliche Schlaflosigkeit dann doch eine circadiane Störung. Ein großer Vorteil unserer Disziplin: Wir können bei vielen Erkrankungen oft mit vergleichsweise kleinen Interventionen sehr viel erreichen, und die Betroffenen fühlen sich häufig schnell besser.

1.3. SCHLAFFORSCHUNG: WAS PASSIERT, WENN ÄUSSERLICH NICHTS PASSIERT?

Manchmal kann auch ein Erlebnis der dritten Art der Startschuss für eine bahnbrechende medizinische Entdeckung sein, wie die folgende Geschichte zeigt: Ende des 19. Jahrhunderts nahm der 19-jährige Student Hans Berger an einer militärischen Übung teil, bei der er einen schmalen Waldweg entlangreiten musste. Plötzlich bäumte sich sein Pferd auf und er stürzte direkt vor die riesigen Räder eines Geschützes. Im letzten Moment konnte der Lenker bremsen, Hans Berger kam mit dem Schrecken davon.

Am Abend erreichte ihn ein Telegramm seines Vaters aus dem mehrere Stunden entfernten Coburg. Seine älteste Schwester, die Hans schon immer sehr nahestand, hatte den Vater gedrängt, ihm zu schreiben, weil sie überzeugt war, ihrem Bruder sei ein Unglück zugestoßen. Hans Berger war überzeugt, dass es sich nicht um einen Zufall handelte, sondern um Gedankenübertragung. Er sei „im Augenblick der höchsten Gefahr, den sicheren Tod vor Augen", der Sender, seine Schwester die Empfängerin gewesen. Ob man Bergers Einschätzung teilen mag oder es sich um einen Zufall handelte – sein Erlebnis motivierte ihn immerhin, Nervenarzt zu werden und sein Leben den bis dato noch unerforschten Aktivitäten des Gehirns zu widmen: zum Glück für die Neurologie und damit auch für die Schlafmedizin.

Nach dem Studium begann er mit Messungen der Hirnströme von Tieren. Er stützte sich dabei auf Forschungen, die der britische Physiologe Richard Caton schon 1875 an Kaninchen, Katzen und Affen durchgeführt hatte. Caton hatte entdeckt, dass die Gehirne der Tiere elektrische Ströme erzeugen und dass sich diese Ströme bei Sinnesreizen wie grellem Licht verändern und somit auch gezielt beeinflussen lassen. In Großbritannien und den USA gilt er deshalb bis heute als Erfinder der Elektroenzephalographie. Etwa zur gleichen Zeit hatten die deutschen Forscher Emil du Bois-Reymond und Hermann von Helmholtz herausgefunden, dass Nervenzellen diese elektrischen Fähigkeiten nutzen, um sich gegenseitig Informationen zu senden.

Damals herrschte allerdings noch die Vorstellung, das Gehirn sei eine undefinierbare Masse verschmolzener Zellen mit einer gemeinsamen Grundstruktur. Es waren dann ausgerechnet zwei wissenschaftliche Konkurrenten, die das Gegenteil bewiesen. Anfang des 20. Jahrhunderts zeigten der Italiener Camillo Golgi und der Spanier Santiago Ramón y Cajal ungefähr zur gleichen Zeit: Das Gehirn ist vielmehr ein hochkomplexes Netzwerk aus Zelltypen und Kerngebieten, die in intensiver Kommunikation miteinander stehen. Dafür bekamen die beiden 1906 den ersten Nobelpreis für eine neurowissenschaftliche Arbeit – und das, obwohl sie sich spinnefeind waren und verbissen darum wetteiferten, wer schneller Forschungsergebnisse lieferte. Doch auch aus einem Streit kann Gutes für die Wissenschaft entstehen.

Es war dann der eingangs erwähnte deutsche Neurologe Hans Berger, der 1928 diese neue Messtechnik als Erster bei Menschen anwandte und nachweisen konnte, dass unsere Gehirnströme in regelmäßigen Kurven verlaufen. Als Studienobjekte dienten ihm Patienten, die nach Operationen Löcher in der Schädeldecke, sogenannte Trepanationen, hatten. Er legte Nadelelektroden an diese Öffnungen, verband sie mit einem Strommessgerät und entdeckte so die elektrischen Aktivitäten an ihrer Großhirnrinde.

Es lag wohl auf der Hand, diese neue Technik zu nutzen, um das Mysterium Schlaf genauer zu untersuchen. Berger ließ die Patient*innen mit den Nadelelektroden am Kopf schlummern und schuf so das vermutlich erste Schlaflabor der Geschichte. Zum ersten Mal konnte der Schlaf erforscht und quantitativ erfasst werden, ohne die Schläfer*innen zu stören. Und siehe da: Die Schwingungen oder Kurven blieben nicht gleich, sondern veränderten sich im Schlaf. Später war Hans Berger überzeugter Nationalsozialist und zahlendes Mitglied der SS. Er war an der sogenannten Rassenhygiene der Nazis beteiligt und wirkte an Zwangssterilisationen mit. Berger erhängte sich 1941.

Trotz alledem wirkte seine Erkenntnis über die Hirnstromkurve für die Schlafforschung wie eine Revolution. Nun war klar bewiesen: Der Schlaf war nicht wie bislang geglaubt ein passiver, sondern ein aktiver Zustand. Und diese Aktivität war auch nicht die ganze Nacht gleichbleibend, sondern verlief in regelmäßigen Wellen und Rhythmen.

Der Grundstein war gelegt für die Erforschung des Schlafes. Aus der Forschung an Tieren, an Gesunden und aus der medizinischen Arbeit und Forschung mit Kranken entstehen seitdem immer neue Erkenntnisse. Die Somnologie als klinisches Spezialgebiet entwickelt sich rasant, und heute können vorhandene Daten, auch sehr große Datensätze, durch KI, Deep Learning und Machine Learning noch mal neu und anders untersucht werden.

1.4. UNTER STROM: WAS MACHT DAS GEHIRN IM SCHLAF?

Im Schlaflabor können wir den Gehirnen unserer Patient*innen beim Einschlafen zusehen: Während sie einschlummern, verändert sich ihre Hirnstromkurve deutlich, ihre hirnelektrische Aktivität wird langsamer. Das verdanken wir der Elektroenzephalographie bzw. den daraus resultierenden Aufzeichnungen: dem Elektroenzephalogramm. Beides wird mit dem Akronym EEG abgekürzt.

Beim Oberflächen-EEG messen wir die elektrische Aktivität an der Oberfläche der Hirnrinde. Da die elektrische Aktivität sehr schwach ist, und die Schädeldecke mit Knochen und Skalp ziemlich dick, muss das EEG-Signal hoch verstärkt werden, um sichtbar zu sein. Es ist übrigens auch möglich, Ströme tiefer innen im Gehirn zu messen, das macht man beispielsweise bei manchen Fragestellungen der Epilepsie. Für die Schlafmedizin ist das EEG immer noch eines der entscheidenden Werkzeuge, um den Schlaf von Menschen mit Schlafstörungen oder Schlafkrankheiten zu analysieren. Aber auch für gesunde Menschen kann es interessant sein, sich mit den einzelnen Schlafstadien zu befassen.

1.5. DIE ARCHITEKTUR DES SCHLAFES: VON WELLEN UND SPINDELN

Wenn wir schlafen, erleben wir mehrere Schlafzyklen. In einer normalen Nacht sind es durchschnittlich vier bis sechs solcher etwa 90-minütiger Zyklen. Jeden dieser Zyklen können wir noch weiter unterteilen in die einzelnen Schlafphasen oder Schlafstadien:

- **STADIUM N1:** Einschlafphase
- **STADIUM N2:** stabiler Schlaf (auch konsolidierter Schlaf genannt)
- **STADIUM N3:** Tiefschlaf
- **REM-SCHLAF** (gelegentlich auch noch als „Traumschlaf“ bezeichnet, wobei dieser Begriff überholt ist)

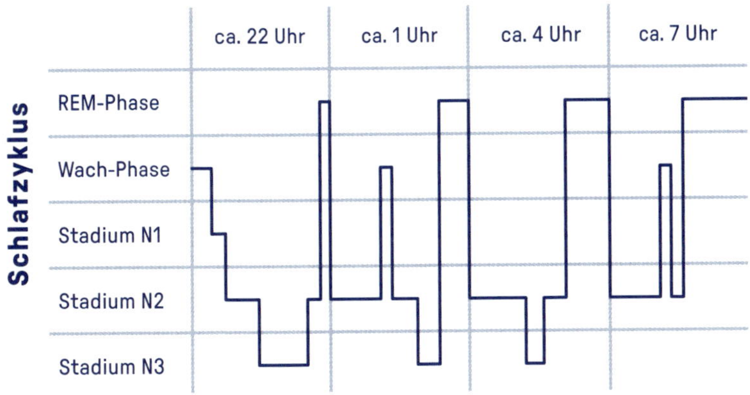

Die Architektur des Schlafs: Der Ablauf der verschiedenen Schlafphasen während einer Nacht.

Dazu kommen kurze Wachphasen zum Beispiel zwischen den Zyklen. Wenn wir verstehen wollen, warum wir gerade besonders schlecht oder besonders gut schlafen, lohnt es sich, diese Schlafstadien genauer zu betrachten. Gekennzeichnet sind sie jeweils von bestimmten Aktivitäten unseres Gehirns, die im EEG durch sogenannte Gehirnwellen sichtbar werden. Benannt sind die Gehirnwellen nach den griechischen Buchstaben Alpha, Beta, Theta und Delta, dazu kommen noch weitere Wellen, die jedoch nur bei bestimmten Fragestellungen in der Forschung ausgewertet werden, wie zum Beispiel die besonders schnellen Gamma- und die besonders langsamen Sub-Delta-Wellen.

Im aufmerksamen oder angespannten Wachzustand haben wir Betawellen, die besonders schnell und niedrig sind. Im entspannten Wachzustand verlaufen die elektrischen Ströme in unserem Gehirn dagegen in Alphawellen oder im sogenannten

Alpharhythmus. Diese vergleichsweise langsameren Wellen haben eine Frequenz von circa acht bis 13 Schwingungen pro Sekunde.

Stellen wir uns ein geselliges Abendessen vor, das ein bisschen länger gedauert hat. Das eine oder andere Gläschen Wein wurde auch getrunken. Die Teller sind leer, jemand erzählt von seinem letzten Urlaub. „Ich hör dir eh noch zu", sagt eine Freundin. Aber ihre Augen verraten ihren Zustand: Sie sollte eigentlich längst ins Bett. Ob sie es will oder nicht, ihr Körper hat die Einschlafphase eingeläutet. Langsame, rollende Augenbewegungen sind das typische Erkennungsmerkmal für den Übergang vom Wachsein zum Schlaf. Dieser dauert in der Regel nur wenige Minuten: Die Einschlafphase, das Stadium N1, ist also nur ein Übergangsstadium, das keine besondere Bedeutung für die Erholung hat. Wovon es aber abhängt, wie schnell wir einschlafen, werden wir im Kapitel über den circadianen Rhythmus und den Schlafdruck thematisieren.

Sobald wir Schlafstadium N1 erreicht haben, schwingen unsere Gehirnströme überwiegend in Theta-Wellen, die langsamer sind als die Alphawellen des Wachzustands: In der Regel haben sie eine Frequenz von 4 bis 7 Zyklen pro Sekunde.

Eine Begleiterscheinung des Einschlafens sind manchmal auch Zuckungen des Körpers: Interessanterweise haben sie nichts mit Anspannung zu tun, sondern sind ein Ausdruck der zunehmenden Entspannung.

Bei gesunden Schlafenden ist das erste Schlafstadium kurz. Und das ist gut so. Denn für unsere Gesundheit und unsere Psyche ist es weitgehend wertlos – was sich vor allem dann negativ bemerkbar macht, wenn man zu viel davon hat, etwa bei bestimmten Schlafstörungen. Das Schlafstadium N2 ist normalerweise schon bedeutend länger. Insgesamt verbringen wir ungefähr die Hälfte der gesamten Schlafzeit in diesem Stadium. Wenn man Menschen weckt, die gerade eine längere Zeit in diesem Stadium verbracht haben, haben sie oft das Gefühl, tief und gut geschlafen zu haben. Denn der Schlaf ist jetzt ruhig und stabil – und das, obwohl sie noch gar nicht im Tiefschlaf waren. Im Labor können wir in diesem Stadium mithilfe des EEGs zwei ganz besondere Wellenmuster ablesen: K-Komplexe und Schlafspindeln.

Das klingt kompliziert, ist es aber nicht. Beginnen wir mit den K-Komplexen, die in der Regel als Erstes auftreten: Das K steht für „knock" oder Klopfen. Wenn man nämlich neben einem schlafenden Menschen zum Beispiel auf den Nachttisch klopft, sieht man im EEG als Antwort des Gehirns auf das Klopfen eine hohe, langsame Welle mit einer kurzen Nachschwankung. Aber auch ganz ohne Klopfen produziert unser Hirn diese speziellen Wellen, deren Muster im EEG aussieht wie ein zackiger Blitz.

Was passiert hier? Die Hirnaktivität fällt plötzlich und stark ab und steigt dann langsam und etwas länger anhaltend wieder an. Warum unser Gehirn das macht, wissen wir noch nicht zur Gänze. Als gesichert gilt, dass die K-Komplexe eine wichtige Funktion haben: Sie filtern äußere Reize wie Lärm oder andere Störungen. Außerdem scheinen sie bei der Konsolidierung des Gedächtnisses mitzuwirken. Während wir schlafen, helfen sie, Informationen zu speichern und weiterzuverarbeiten.

Nach einem K-Komplex folgt häufig eine sogenannte Schlafspindel. Diese heißen so, weil sie auf dem EEG wie eine Spindel aussehen. Die Gehirnschwingungen liegen in der Regel in einem Frequenzbereich zwischen 11 und 16 Hertz.

Genau wie die K-Komplexe treten auch die Schlafspindeln meistens nur während der Non-REM-Phase auf. Auch sie scheinen wichtig zu sein für die Stärkung der Erinnerung und für das Speichern von Lerninhalten. Und sie schützen uns davor, von äußeren Störungen geweckt zu werden. Wir wissen, dass auch die Spindeln reagieren: Nach einer Lernaufgabe nehmen sie im Schlaf zu. Lernen passiert übrigens nicht nur im Schlafstadium N2, also dem stabilen Schlaf, sondern auch in N3, dem Tiefschlaf, wie zum Beispiel die Arbeitsgruppe rund um den Tübinger Neurowissenschaftler Jan Born gezeigt hat.

Die Funktion der Schlafspindeln ist komplex, denn sie arbeiten für uns und schirmen uns gleichzeitig ab. Sie helfen dabei, wichtige Informationen richtig zu „archivieren". Gleichzeitig scheinen sie uns zu sagen: „Ich erledige das, du kannst ruhig weiterschlafen." Denn genau wie die K-Komplexe helfen sie unserem Gehirn, ungestört im Tiefschlaf zu bleiben, und schützen uns davor, unnötigerweise geweckt zu werden. Beide Wellenmuster spielen also eine wichtige Rolle für unsere Gedächtnisleistung und die Gesamtqualität unseres Schlafs.

Erst, wenn unser Gehirn diese Arbeit erledigt hat, beginnt das dritte Stadium: der Tiefschlaf mit vielen langsamen, hohen Wellen. Schlafmedizinisch heißt dieses Stadium N3. An dieser Stelle kommt es manchmal zu Verwirrung: Früher, bis zum Jahr 2008, hat man dieses Stadium noch aufgeteilt in 3 und 4. Falls Sie also einmal von 5 Schlafstadien lesen oder hören, wissen Sie, dass diese Einteilung veraltet ist.

Jetzt fährt unser Körper erst richtig runter. Die Atmung wird langsamer, die Muskeln erschlaffen ein wenig mehr. Alles wirkt gedrosselt, gleichzeitig passiert aber im Gehirn einiges: Ganz bestimmte Hormone werden aktiv, und es beginnen

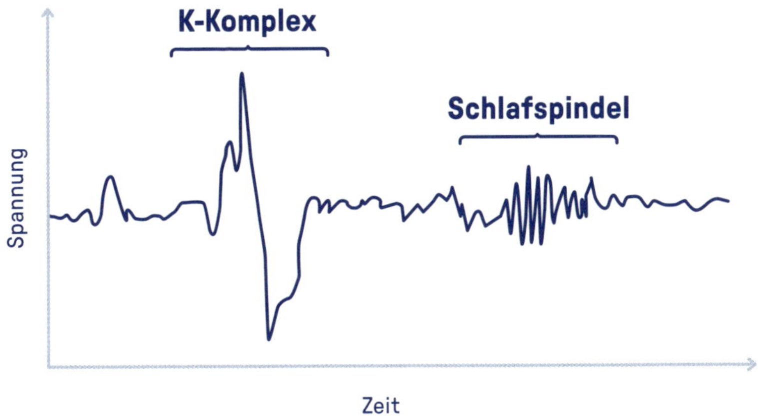

Ein typisches EEG mit Schlafspindel und K-Komplex in Schlafstadium N2, dem stabilen Schlaf.

Reparaturarbeiten. Man spricht auch von der Reinigung des Gehirns. Dieser zelluläre Großputz wurde erst vor Kurzem entdeckt und heißt Glymphatisches System. Es ist so etwas wie der Hausmeister des Gehirns: Alles, was sich im Wachzustand an toxischen Eiweißaggregaten angesammelt hat, wird erfolgreich ausgeschwemmt und entsorgt. Die Zellzwischenräume erweitern sich, damit wird der Abtransport der toxischen Aggregate mit der Gewebsflüssigkeit erleichtert.

Warum ist das wichtig? Und was passiert, wenn die Reinigung nicht gut funktioniert oder nicht genügend Zeit dafür bleibt? Erleben wir zu wenig Schlaf, sammeln sich diese toxischen Stoffwechselprodukte im Gehirn an – die Folgen werden wir später noch näher thematisieren.

MYTHOS: Hauptsache, wir schlafen acht Stunden.

RICHTIG: Es zählt nicht nur die Dauer, und auch nicht nur die Tiefe: Wir brauchen alle Schlafstadien, in der richtigen Menge und in der richtigen Reihenfolge.

Junge Menschen haben von Haus aus längere Tiefschlafphasen. Deshalb ist genügend Schlaf für Kinder und Jugendliche von immenser Bedeutung. Er hält sie gesund und lässt sie altersgemäß wachsen, da in dieser Schlafphase das Wachstumshormon Somatotropin ausgeschüttet wird. Aber auch für Erwachsene wirkt der Tiefschlaf Wunder. Körper und Psyche werden auf gewisse Weise wiederhergestellt. Das führt natürlich zu der Frage, ob wir etwas tun können, um den Tiefschlaf zu fördern und zu verlängern.

Prof. Irene Tobler, die frühere Präsidentin der European Sleep Research Society, hat am Institut für Pharmakologie in Zürich zu dieser Frage Bahnbrechendes entdeckt. Ausgerechnet mithilfe eines umtriebigen kleinen Tieres, das unseren Vorfahren wohl eher den Schlaf geraubt hat: der Ratte. Sie entdeckt ihre Umgebung mit ihren Spürhaaren. Tobler konnte mit EEG-Messungen im Wachzustand zeigen: Wenn man diese feinen Härchen beispielsweise an der rechten Seite der Schnauze stutzt, können sie von dieser Seite keine Informationen mehr in der dazugehörigen kontralateralen, also der linken Gehirnhälfte bekommen. Erstaunlich wurde es, als die Pharmakologin die Gehirnwellen der Nager im darauf folgenden Schlaf maß: Im linken Gehirnareal hatten sie auch deutlich weniger Tiefschlaf als in der rechten Hälfte. Eine Folgestudie der Arbeitsgruppe von Irene Tobler konnte dasselbe Muster nachweisen, wenn eine Seite der Spürhaare stimuliert wurde: In der stimulierten Gehirnhälfte zeigte sich im EEG mehr Tiefschlaf-Aktivität.

Was bedeutet das? Anscheinend haben Hirnareale, die im Wachzustand mehr gearbeitet haben oder aktiv waren, nachher im Schlaf mehr langsame Wellen im Sinne von Tiefschlaf. Es gibt auch Untersuchungen mit Menschen, denen verschiedene Schachbrettmuster vor einem Auge oder in einem bestimmten Gesichtsfeld gezeigt wurden. Das Ergebnis ist ähnlich wie bei den Ratten: Jene Gehirnareale, die dem stimulierten Gesichtsfeld entsprachen und daher mehr stimuliert und genutzt wurden, zeigten mehr Tiefschlaf.

Unser Gehirn hat die erstaunliche Fähigkeit, zu regeln, wie viele von den einzelnen Schlafphasen es durchmacht. Die Reihenfolge bleibt dabei meistens gleich. Aber wenn wir zum Beispiel einen Schlafmangel haben, versucht das Gehirn, besonders viel Tiefschlaf einzubauen. Allerdings gelingt das nicht bei allen gleich gut. Manche können besonders intensiv Erholungsschlaf machen, andere nicht. Selbst bei Ratten ist das übrigens so: Diese Fähigkeit ist je nach ihrem genetischem „Stamm“ unterschiedlich ausgeprägt, wie Irene Tobler gezeigt hat.

Die Aufwachphase wiederum beginnt bei gesunden Schlafenden entsprechend dem individuellen Schlafbedarf nach sieben bis acht Stunden. Kurz vor dem Aufwachen startet bei ihnen die Cortisolausschüttung.

1.6. EIN BESONDERER ZUSTAND: DIE REM-PHASE

Wir haben pro Nacht also vier bis sechs Schlafzyklen, in denen Leicht-, Tief- und REM-Schlaf in wechselnder Ausprägung aufeinanderfolgen. Während in den ersten Schlafzyklen mehr Tiefschlaf auftritt, bestehen die letzten Zyklen aus mehr REM-Schlaf.

Diese REM-Phase ist von immenser Bedeutung. Insgesamt machen die REM-Phasen etwa ein Viertel der Schlafzeit eines Erwachsenen aus. Früher wurde sie Traumschlafphase genannt, weil man davon ausgegangen ist, dass die Wahrscheinlichkeit, sich an einen Traum zu erinnern, dann am höchsten ist, wenn man aus dem REM-Schlaf geweckt wird.

Die Abkürzung REM steht für Rapid Eye Movement, also für die typischen schnellen Bewegungen der Augen unter den geschlossenen Lidern. Da es diese Augenbewegungen nur im REM-Schlaf gibt, stellt man ihm auch die anderen Schlafphasen als Non-REM-Phasen gegenüber.

Vom französischen Neurowissenschaftler Michel Jouvet, der in den 1950er- und 1960er-Jahren maßgeblich an der Erforschung dieser Schlafphase beteiligt war, wurde die REM-Phase auch als „paradoxer Schlaf" bezeichnet. Und tatsächlich ist sie gekennzeichnet von paradoxen, eigentlich widersprüchlichen Abläufen in unserem Körper. Im Schlaflabor ähnelt vieles an unserer EEG-Aktivität im REM-Schlaf jener im Wachzustand, während hingegen unsere Muskeln fast vollständig erschlaffen. In der Medizin heißt das physiologische Muskelatonie. Gleichzeitig ist unser Gehirn genauso aktiv wie im Wachzustand und die Durchblutung in bestimmten Gehirnarealen ist erhöht.

Dass diese besondere Schlafphase überhaupt entdeckt wurde, verdanken wir einem Kind. Der Physiologe Nathaniel Kleitman an der Universität von Chicago hatte sich schon in den 1940er-Jahren mit den Zyklen aus Aktivität und Ruhephasen bei Säuglingen beschäftigt. 1951 beauftragte er seinen Doktoranden Eugene Aserinsky mit der Beobachtung der kleinkindlichen Augenbewegungen. Aserinsky begann, seinen achtjährigen Sohn beim Schlafen zu beobachten. Dabei sah er, dass sich während des Schlafs Phasen mit Augenbewegungen mit Phasen abwechselten, in denen die Augen völlig ruhig blieben. Gemeinsam mit dem heute berühmten Schlafforscher und damaligen Studenten William C. Dement weiteten Kleitman und Aserinsky das Experiment auf Erwachsene aus: Auch bei ihnen konnten die Forscher abwechselnde Phasen mit langsamen Augenbewegungen, mit schnellen sowie Phasen ohne Augenbewegungen beobachten. Dann kam es zum Durchbruch in der Schlafforschung: Sie stellten fest, dass die schnellen Augenbewegungen mit intensivem Träumen einhergingen. Obwohl Dement als Medizinstudent an den Studien mitarbeitete, erwähnten ihn die frühen Veröffentlichungen nicht.

Lange galt der REM-Schlaf aber noch als potenziell schädlich und Ursache von psychischen Erkrankungen wie Depressionen. Schlafforscher*innen hatten beobachtet, dass bestimmte Antidepressiva den REM-Schlaf unterdrücken, und folgerten daraus, er sei generell schlecht für die Betroffenen. Vermutlich kam es auch zu der Annahme, weil bei Depressionen der REM-Schlaf manchmal etwas früher einsetzt, weil

Menschen, die unter Depressionen leiden, morgens oft am schlechtesten gestimmt sind, und weil die morgendlichen REM-Phasen bei Untersuchungen im Schlaflabor am längsten sind.

Eines stimmt durchaus: Nach einer Nacht ohne Schlaf fühlen sich Depressive besser. Aber dieser Effekt hält nicht lang an, in der Regel nur bis zum nächsten Schlaf. Schlafentzug wird deshalb nur in besonderen Situationen und in einzelnen Institutionen in der Therapie der Depression zusätzlich zur medikamentösen Behandlung angewendet.

Dieser schlechte Ruf des REM-Schlafs ist mittlerweile jedenfalls widerlegt. Viele neue Studien zeigen: Der REM-Schlaf ist keinesfalls schädlich, sondern wichtig und sogar lebensnotwendig.

1.7. TRÄUME: HÜTER DER PSYCHE

„Zwei Seelen wohnen, ach! In meiner Brust", heißt es vielzitiert in Goethes „Faust". Beim Volk der Aymara im bolivianischen Hochland sind es sogar drei Seelen: eine große, eine mittlere und eine kleine Seele.

Wenn die große Seele verlorengeht, sterben wir.

Die mittlere Seele ist unsere Lebenskraft. Wenn man sie verliert, verliert man auch das Gedächtnis.

Und dann gibt es noch die kleine Seele. Sie heißt *Jisk'a ajayu* und schlüpft beim Einschlafen aus dem Körper, um sich auf ausgedehnte Spaziergänge zu machen. Dabei kann sie weite Entfernungen zurücklegen. Die kleine Seele ist ein wenig verspielt, fast wie ein kleiner Kobold. Sie geht, wohin sie will. Während sie Galaxien und Zeiten durchstreift, „projiziert“ sie von dort aus die Träume, die wir sehen und die deswegen oft ein wenig seltsam sind. Erst kurz vor dem Aufwachen integriert sie sich wieder in den physischen Körper der Schlafenden. So erzählt es Kanasami, der selbst aus dem Kulturkreis kommt.

Ein schönes, poetisches Bild, wie ich finde. Träume sind oft ungemein bizarr und farbig – und sie helfen uns bei der Verarbeitung von Problemen. Zur Frage, wie wir das Geträumte interpretieren, gibt es in der Psychologie verschiedene Modelle und Ansätze. Im Jahr 1900 sorgte Sigmund Freud mit seinem Werk „Die Traumdeutung“ für Aufsehen und lange währende Diskussionen. Freud zufolge stecken verdrängte oder unbewusste Wünsche hinter Träumen, die von einer Art innerem Zensor zurückgehalten werden. Für C. G. Jung hingegen spricht aus den Träumen direkt unser wirkliches Selbst zu uns, wenngleich in einer Bildersprache, die wir erst entschlüsseln müssten.

Überholt sind jedenfalls die alten Vorstellungen, die einzelnen Elemente im Traum stünden für ganz bestimmte Dinge. Sie gehen noch auf Freud zurück. Traumlexika, die jedem Traumbild eine einzige Bedeutung zuordnen, sind meistens nicht das Papier wert, auf dem sie gedruckt sind: Wer von einer Gießkanne träumt, wird nicht unbedingt im Lotto gewinnen.

Neuere Theorien gehen davon aus, dass die bizarren Träume etwas widerspiegeln, das auf neuronaler Ebene abläuft: dass nämlich in diesen Schlafstadien Modulationen der synaptischen Verbindungen auftreten, die sozusagen wilde Assoziationen erlauben, die dann entweder dazu führen, dass ein Inhalt bewusst in das Gedächtnis integriert, oder aber gelöscht wird.

MYTHOS: Nicht jeder Mensch träumt.

RICHTIG: Es können sich nicht alle Menschen an ihre Träume erinnern. Studien haben gezeigt, dass es Persönlichkeitsmerkmale gibt, die eine Traumerinnerung wahrscheinlicher machen. Aber: Man kann es lernen, sich an Träume zu erinnern – wenn man möchte.

Anfangs ging man davon aus, dass wir nur in der REM-Phase träumen. Mittlerweile wissen wir, dass traumähnliches Erleben auch im Non-REM-Schlaf vorkommt – hier allerdings spielt sich weniger „Action" ab, das Geschehen ist eher statisch. Interessanterweise sind jene Areale des Gehirns, in denen der REM-Schlaf generiert wird, nicht identisch mit jenen, die fürs Träumen verantwortlich sind. Wenn zum Beispiel die Areale zerstört werden, die für die Generation von REM-Schlaf zuständig sind, kann trotzdem geträumt werden. Bei Verletzungen des Stirnhirns hingegen sind keine Traumerfahrungen mehr möglich, REM-Schlaf aber sehr wohl.

Die Träume während der REM-Phase sind auf jeden Fall besonders. Sie sind lebhaft, aktionsgeladen und szenisch. Sehr häufig träumen wir von Interaktionen mit anderen Menschen oder mit Tieren, sowie von Fortbewegung, Laufen, Skifahren oder Radfahren. Auch Fliegen oder Unter-Wasser-Träume sind häufig. Viele kennen das Gefühl, im Traum gejagt zu werden oder irgendwohin zu müssen, dabei aber partout nicht vom Fleck zu kommen. Oder man versucht um Hilfe zu rufen und es kommt kein Ton heraus.

Solche Träume sind ganz normal, denn während der REM-Phase ist unser Körper gelähmt: Das ist eine Schutzmaßnahme unseres Gehirns, damit wir nicht tun, was wir träumen. Die bleiernen Beine, die verhindern, dass man davonlaufen kann, sind real. Das bedeutet: Die Träumenden nehmen diese physiologische Muskelatonie im Schlaf wahr und bauen sie in den Traum ein. Wäre es anders, und wir würden alles, was wir träumen, real nachspielen, säßen wir wahrscheinlich öfters in der Notaufnahme, wie wir später anhand einer Erkrankung, der REM-Schlaf-Verhaltensstörung RBD, erfahren werden.

10 bis 15 Prozent der Menschen kennen das luzide Träumen: Sie merken im Schlaf, dass sie träumen und können so zum Beispiel einen Albtraum zum Guten wenden. Das lässt sich auch lernen, zum Beispiel bei der Psychologin und Traumforscherin Dr. Brigitte Holzinger in Wien.

Es gibt alte Studien, in denen hieß es, die Träume der ersten REM-Phase seien schwarz-weiß, erst später in der Nacht würden sie farbig. Das ist ebenso überholt wie die Annahme, unser Gehirn würde uns während des Schlafes hollywoodreife Storys mit linearer Dramaturgie erzählen. Tatsächlich herrscht ein wildes Durcheinander an Bildern und Szenen, die das Gehirn erst im Aufwachprozess zusammenstückelt. Es versucht sich gewissermaßen einen Reim auf das im Traum Erlebte zu machen.

Umstritten ist bis heute, wie unsere Träume unserer Psyche dienen. Eine Theorie des finnischen Forschers Antti Revonsuo geht zum Beispiel davon aus, dass schlimme Träume uns wappnen sollen: Sie zwingen uns, Schwieriges in Gedanken vorab durchzuspielen. Dabei wirkt das manchmal beängstigend realistische Erleben im Traum wie eine Übung. Dieser Theorie zufolge handelt es sich also um eine Art von Simulationen des Gehirns, um künftigen Gefahrensituationen erfolgreich entgegentreten zu können.

Doch die Angst vor einem wiederkehrenden Albtraum kann auch zu Schlafstörungen führen. Wer unter seinen Träumen leidet, sollte dies unbedingt abklären lassen, denn Albträume können unter Umständen auch auf psychiatrische oder neurologische Erkrankungen hindeuten oder auf einen Substanzmissbrauch.

1.8. ORCHESTER DER BOTENSTOFFE

Hoffentlich ist mittlerweile klar geworden: Unser Gehirn leistet während des Schlafs beeindruckende Arbeit – und das wie von selbst. Seit die Medizin erkannt hat, dass diese nächtlichen Prozesse unentbehrlich sind, arbeiten Forschende in der ganzen Welt an ihrer Entschlüsselung.

Die Entdeckung der Gehirnwellen war der erste große Meilenstein in der Schlafforschung. Bald danach folgte der zweite: die Entdeckung zahlreicher Stoffe, die am Schlaf beteiligt sind. Zunächst ging die Forschung davon aus, dass es sich nur um einige wenige Hormone und Botenstoffe handle. Aber es wurden immer mehr – und zu den Hormonen kamen noch viele weitere Botenstoffe dazu.

Der Physiologe Nathaniel Kleitman, der uns schon im Kapitel über die REM-Phasen begegnet ist, schrieb im Jahr 1939 sein Standardwerk „Sleep and Wakefulness“ und formulierte darin als Vermutung, was heute als bewiesen gilt: Der Schlaf ist ein Prozess, der von unserem Gehirn aktiv eingeleitet wird. Er ist eben mehr als nur das Abklingen unserer Aktivität im Wachzustand.

Seit den 1980er-Jahren hat sich Revolutionäres getan. Damals waren nur wenige Neurotransmitter bekannt, die beim Schlaf eine Rolle spielen. Viele der Namen und auch ihre Funktion im Körper werden Sie vielleicht kennen: Dopamin, Acetylcholin, Noradrenalin, Serotonin, Histamin, GABA, Glutamat, Glycin, Adenosin und viele andere mehr.

Mit den Jahren kamen dann immer mehr dazu, etwa Hypocretin/Orexin. Dieser Botenstoff wurde erst im Jahr 1998 entdeckt und spielt eine wichtige Rolle für die Wissenschaft beim Verstehen von Narkolepsie und bei der Entwicklung von neuen Medikamenten.

Mittlerweile kennen wir hunderte Botenstoffe, die eine Rolle spielen bei der Regulierung des Schlafs, für die richtige Abfolge von Schlafstadien und für das Aufwachen. Bei schlafgesunden Menschen wirken diese Stoffe wie ein gut eingespieltes Orchester zusammen. Jeder kennt seinen Einsatz und weiß, wann er still zu sein hat. Es ist erstaunlich, wie gut dieses fein austarierte System in der Regel funktioniert. Dass es so hochkomplex ist, erklärt auch, warum es auch relativ leicht aus dem Takt kommen kann.

1.9. WAS PASSIERT IM RESTLICHEN KÖRPER?

Jetzt haben wir uns lange im schlafenden Gehirn aufgehalten. Aber auch im restlichen Körper passiert einiges, während wir schlafen: Schlaf und unsere Gesundheit hängen eng zusammen.

Wenn wir schlafen, wird unser Herzschlag langsamer. Unsere Atmung wird, wenn alles in Ordnung ist, ruhiger und regelmäßiger, zumindest im Non-REM-Schlaf. Unser Gehirn verbraucht im Tiefschlaf weniger Glukose, Magen und Darm bewegen sich weniger und lassen die Verdauung ruhen. Auch sonst gibt es viele Zusammenhänge zwischen Schlaf und Darm sowie zwischen Schlaf und Stoffwechsel: Chronischer Schlafmangel etwa macht dick, wie wir in Kapitel 3 noch näher sehen werden.

Schlafen entspannt nicht nur unseren Körper, sondern auch unsere Psyche: Die Cortisolausschüttung wird gedrosselt. Auch die Blase hat Pause: Unser Urin ist nachts konzentrierter als tagsüber. Dafür können wir dankbar sein, weil wir dadurch nachts weniger oft auf die Toilette müssen. Und selbst die Gelenke brauchen den Schlaf, weil sich im Ruhezustand die Gelenkschmiere regeneriert.

Schlafmangel wirkt sich auf den ganzen Körper, die einzelnen Organe und sogar auf die einzelnen Zellen aus. Der circadiane Rhythmus, auf den wir später noch zu sprechen kommen, wirkt als Hauptuhr des Körpers. Aber es gibt auch nachgeschaltete zelluläre Uhren: In jeder einzelnen Zelle gibt es Gene, die ihre eigene circadiane Rhythmizität haben.

Daraus könnte demnächst übrigens auch ein Bluttest entwickelt werden, zum Beispiel um zu messen, wie groß die Schlafschuld ist, die jemand angesammelt hat, oder um zu sehen, wie die innere Uhr einer Person eingestellt ist.

2
GUT GESCHLAFEN? NACHTRUHE FÜR FORTGESCHRITTENE

Die Zeiten, in denen der Schlaf von vielen Seiten links liegen gelassen wurde, sind zum Glück vorbei. Wir haben seinen Wert erkannt. Mittlerweile gibt es unzählige Statistiken und Umfragen, die zeigen, wie wichtig den meisten Menschen eine gute Nachtruhe ist und wie eng sie mit der generellen Lebenszufriedenheit zusammenhängt. Es gibt eine Umfrage, an dich ich immer wieder denken muss und die wohl vielen Menschen aus der Seele spricht, obwohl sie schon ein wenig in die Jahre gekommen ist. Sie stammt aus der britischen Tageszeitung *Daily Mail* und trug den charmanten Titel „Life's greatest little pleasure? A good night's sleep“, zu Deutsch also: „Die größte kleine Freude des Lebens? Eine gut durchschlafene Nacht“!

3000 Menschen wurden befragt, die Auswahl war ziemlich attraktiv: ein selbst gekochtes Essen oder ein nettes Kompliment. Auch der Geruch von frisch geschnittenem Gras stand auf der Liste oder der erste Schnee des Winters. Lauter schöne, angenehme Dinge. Dennoch entschieden sich die meisten für eine Nacht mit gutem Schlaf.

Ich finde, diese – nicht wissenschaftliche – Umfrage zeigt, als was wir den Schlaf auch sehen können: nicht nur als Verpflichtung, sondern auch ganz undramatisch als Vergnügen. Eine gute Nachtruhe kann wirklich der reinste Genuss sein. Vielleicht zeigt uns gerade der Schlaf, wie essenziell die einfachen und kleinen Freuden im Leben sind.

Jedenfalls kann uns der der Schlaf daran erinnern, dass vieles, was wir als selbstverständlich ansehen, letztendlich genau das ist, was ein gutes Leben ausmacht. Vielleicht ist eine Nacht mit gutem Schlaf sogar die wichtigste Selbstverständlichkeit überhaupt.

Gut geschlafen? Diese Frage ist nicht objektiv zu beantworten. Unter „gutem Schlaf“ versteht wohl jeder Mensch etwas anderes. Wer in der Früh aufwacht und sich richtig gut erholt fühlt und „Bäume ausreißen“ könnte, dessen Schlaf war wahrscheinlich gut. Diese Einschätzung ist in erster Linie subjektiv und es geht zunächst mehr um die eigene Bewertung als um irgendwelche Zahlen. Ob wir uns gut ausgeruht fühlen, ist letztendlich entscheidend. Jedoch kann die eigene Einschätzung des Schlafs stark abweichen von dem objektiv, im Schlaflabor gemessenen Schlaf, und das kommt gar nicht selten vor.

Gerade Menschen mit Schlafproblemen haben oft eine Wahrnehmung ihres Schlafs, die manchmal recht deutlich abweicht von dem, was im Schlaflabor gemessen wird. Gerade Patient*innen, die schon lange an einer Insomnie leiden, sind oft sehr stark auf ihren Schlaf fokussiert und verlangen von sich selbst, dass sie unbedingt schlafen müssen. Manchmal ist auch die Schlafwahrnehmung gestört: Die Betroffenen haben vielleicht den Eindruck, dass sie mehrere Stunden durchgehend wach gelegen sind, dabei waren es manchmal auch nur ein paar kürzere Wachphasen.

Tatsache ist: Auch gesunde Schlafende haben kurze nächtliche Wachphasen, auch eine gewisse Menge an sogenannten Mikro-Weckreaktionen ist normal. Ob man sich am nächsten Tag daran erinnert oder nicht, ist individuell ganz unterschiedlich. Die Vorstellung, nur ununterbrochener, durchgehender Schlaf sei wertvoll, ist daher unrealistisch und unrichtig.

Wer aber an Schlafproblemen leidet, nimmt oft auch Gedanken vom Wachzustand mit in den Schlaf und hat dann das Gefühl: „Ich habe wieder die ganze Nacht kein Auge zugetan.“

Im Schlaflabor sehen wir dann nicht selten, dass die Schlafarchitektur vergleichsweise wenig beeinträchtigt ist. Oft schlafen Menschen längst, während ihre Kognition noch weitergeht. Es kommt zu einem paradoxen Zustand: Man schläft, denkt aber, man sei wach und würde gerade die eigene Schlaflosigkeit beobachten.

Allerdings wird in der Forschung in den letzten Jahren ein Unterschied gemacht zwischen Insomnie mit und ohne objektiv verringerte Gesamtschlafzeit, indem man einerseits die Beschwerden der Insomniepatient*innen und andererseits die Messung im Schlaflabor mittels Polysomnographie heranzieht. Die einen schlafen also subjektiv schlecht, haben im Schlaflabor aber weitgehend normale Werte, bei den anderen zeigt sich im Schlaflabor, dass sie tatsächlich weniger als sechs Stunden schlafen. Denn die Folgen können unterschiedlich sein. Eine Studie hat zum Beispiel gezeigt, dass nur bei Schlaflosigkeit mit tatsächlich verkürzten Schlafzeiten das Risiko für kognitive Beeinträchtigung steigt – ebenso wie das Risiko für neu auftretenden Bluthochdruck, wie wir durch eine Folgestudie wissen.

Gerade deshalb ist es für manche von Schlaflosigkeit geplagte Menschen vielleicht beruhigend zu wissen, dass bei der Mehrzahl der Patient*innen objektiv gemessen keine verkürzte Schlafdauer mit der Insomnie einhergeht.

Das ändert jedoch nichts daran, dass schlechter Schlaf mit einem großen Leidenszustand verbunden ist. Der Schlaf ist für diese Menschen wirklich weniger regenerativ. Bei der Schlaflosigkeit kommt es deshalb aus medizinischer Sicht tatsächlich in erster Linie auf die subjektive Wahrnehmung an: Auch wenn jemand im Schlaflabor einen normalen oder fast normalen Schlaf zeigt, leidet die Person trotzdem unter Schlaflosigkeit.

Sie reduziert die Lebensqualität, deshalb ist es wichtig, sie zu behandeln.

An dieser Stelle möchte ich einen wichtigen Begriff einführen: die Schlafgesundheit. Der Psychiater und Schlafmediziner Daniel Buysse macht sie an folgenden fünf Punkten fest:

+ **SCHLAFDAUER:** Wie viel Schlaf kommt innerhalb von 24 Stunden zusammen?
+ **SCHLAFKONTINUITÄT:** Wie leicht schläft ein Mensch abends ein und wie leicht findet er oder sie nach nächtlichem Aufwachen wieder in den Schlaf zurück?
+ **ZEITPUNKT:** Wann findet der Schlaf während der 24 Stunden statt?
+ **WACHHEIT beziehungsweise SCHLÄFRIGKEIT:** Ist der Mensch in der Lage, während seiner Wachzeiten oder tagsüber aufmerksam zu bleiben?
+ **ZUFRIEDENHEIT beziehungsweise SCHLAFQUALITÄT:** Hier geht es um die Selbstbewertung, wie gut oder schlecht der Schlaf ist. Ein wichtiges Kriterium in der Schlafmedizin ist also nicht nur, wie viele Stunden und Minuten ein Mensch geschlafen hat. Es zählt auch, wie erholt und im wahrsten Sinne des Wortes „wiederhergestellt" sich diese Person fühlt. Das individuelle Empfinden und das eigene Körpergefühl entscheiden mit.

Zugleich gibt es aber auch Patient*innen, die eine schlafmedizinische Erkrankung haben, von der sie nichts wissen. Das kommt zum Beispiel bei einer obstruktiven Schlafapnoe (OSA) oder einer milden oder beginnenden REM-Schlaf-Verhaltensstörung vor, beide werden wir noch genauer ergründen. Es kann auch dann der Fall sein, wenn man keine*n Bettpartner*in hat, oder wenn man vielleicht nicht so ganz glauben mag, was sie oder er einem erzählt, etwa, dass man laut schnarcht und Atemaussetzer hat. Obwohl ihre Schlafgesundheit also beeinträchtigt ist, sagen solche Menschen dann vielleicht: „Mir geht es bestens, ich habe keinerlei Klagen über meinen Schlaf." Wir Mediziner*innen können dann genauer hinschauen und feststellen, ob der gefühlt gute Schlaf wirklich eine gute Schlafintegrität zeigt. Im Schlaflabor sehen wir, dass Menschen mit einer obstruktiven Schlafapnoe oft dutzende bis hunderte Atemaussetzer, Sauerstoffabfälle, Mikro-Weckreaktionen haben und damit eine Fragmentierung ihres Schlafs, die seine positive Wirkung zunichtemachen kann. Interessanterweise merken die Betroffenen oft erst im Nachhinein – nachdem eine wirksame Behandlung begonnen wurde –, wie erholt sie sich plötzlich fühlen.

2.1. SIND ES NUR DIE HORMONE? FRAUEN BRAUCHEN MEHR SCHLAF!

Was die ideale Schlafdauer anbelangt, lautet die generelle Empfehlung der World Sleep Society für Erwachsene: sieben bis neun Stunden. Aber diese generelle Angabe ist verkürzt und lässt einen wichtigen Aspekt außer Acht: das Geschlecht. Denn genau genommen wurde gesagt, dass Männer durchschnittlich sieben bis acht Stunden brauchen, Frauen dagegen acht bis neun Stunden, wobei es natürlich auch individuelle Unterschiede gibt. Um aber niemanden außen vor zu lassen, wurde die Regel auf sieben bis acht Stunden für alle verallgemeinert.

Immer wieder kommen Patient*innen in die Klinik, die denken, mit ihnen sei irgendetwas nicht in Ordnung. Etwa eine junge Frau, die klagte: „Mit mir stimmt irgendetwas nicht. Wenn ich nicht meine neun Stunden kriege, fühle ich mich nicht gut. Ich glaube, ich brauche zu viel Schlaf." Nach ausführlichen Untersuchungen konnte eine Erkrankung mit abnormem Schlafbedarf oder erhöhter Tagesschläfrigkeit ausgeschlossen werden. Das für die Frau beruhigende Fazit: Es handelte sich einfach um ihr physiologisches Schlafbedürfnis und war nichts Ungewöhnliches.

MYTHOS: Männer und Frauen haben den gleichen Schlafbedarf.

RICHTIG: Männer brauchen durchschnittlich sieben bis acht Stunden, Frauen acht bis neun Stunden.

Gleichzeitig sind Frauen jedoch eher bereit, auf Schlaf zu verzichten oder am Schlaf zu sparen, um allen Anforderungen ihres Lebens gerecht zu werden. Schlafraubend sind bei Frauen vor allem: Kinder, die Unterstützung oder Pflege der älteren Generation, Beruf, Karriere, vielleicht sogar zwei Jobs, um über die Runden zu kommen, zeitfressende Arbeitswege, ob in der Stadt mit vielen Umstiegen, oder am Land mit vielen Kilometern. Und dann sollte man auch noch trainieren, gut aussehen und ein Sozialleben haben.

Bei Frauen in den Wechseljahren wurden Schlafprobleme und Schlafstörungen sehr häufig nur auf den veränderten

Hormonspiegel geschoben. Aber es gibt natürlich auch in den Wechseljahren die ganze Palette der Schlafstörungen und schlafmedizinischen Erkrankungen, die man ausschließen oder bestätigen muss, bevor man nur über die Hormone spricht.

MYTHOS: Wenn eine Frau in den Wechseljahren schlecht schläft, liegt das nur an den Hormonen.

RICHTIG: Schlafprobleme können viele Ursachen haben – auch bei Frauen mittleren Alters.

Ein Beispiel: Eine Patientin mittleren Alters schläft tagsüber immer wieder ein. Freundinnen sagen ihr, das seien halt die Hormone. Trotzdem schickt ihr Hausarzt sie ins Schlaflabor. Und siehe da: Sie leidet an Schlafapnoe und bekommt deshalb nachts nicht ausreichend Qualitätsschlaf.

Natürlich gehen die hormonellen Umstellungen mit physiologischen Veränderungen einher, die sich auf den Schlaf auswirken können. Bei Progesteronmangel nach dem Wechsel tritt beispielsweise häufiger eine Schlafapnoe auf. Noch während des Wechsels wiederum können plötzliche Änderungen der Sollkörpertemperatur dazu führen, dass man schweißgebadet aufwacht. Hier ist aber wie immer Vorsicht geboten: Übermäßiges nächtliches Schwitzen kann auch auf verschiedene Krankheiten hinweisen und soll immer abgeklärt werden.

Frauen haben das gleiche Recht wie Männer, bei gesundheitlichen Problemen umfassend abgeklärt zu werden. Leider ist das auch mit Blick auf unseren Schlaf noch nicht immer der Fall. Eine Untersuchung der Zuweisungsraten an das Schlaflabor der Universitätsklinik für Neurologie in Innsbruck hat gezeigt, dass doppelt so viele Männer wie Frauen eine Polysomnographie erhielten. Dies kann einerseits damit zusammenhängen, dass bestimmte häufige schlafmedizinische Erkrankungen wie etwa das obstruktive Schlafapnoesyndrom zumindest in einem bestimmten Alter bei Männern häufiger sind. Es könnte aber auch darauf hinweisen, dass bei den Zuweisenden und Behandelnden der Radar für mögliche abklärungsbedürftige Schlafstörungen bei Frauen weniger scharf eingestellt ist.

2.2. IM BUNKER: ÜBER DEN CIRCADIANEN RHYTHMUS

Man kann über Schlaf nicht sprechen, ohne die Chronobiologie miteinzubeziehen, weil die beiden in enger Wechselwirkung stehen. Jedes lebendige Wesen, ob Pflanze, Tier oder Mensch, hat eine innere Uhr. Bei allen gibt es Regelmäßigkeiten und immer wiederkehrende Rhythmen. In der Chronobiologie spricht man von einem circadianen Rhythmus. Der Begriff leitet sich vom lateinischen *circa* ab und das drückt bereits aus, dass unser 24-Stunden-Rhythmus eben nicht genau, sondern nur circa 24 Stunden beträgt. Was passiert, wenn ein Mensch zum Beispiel einen verkürzten Rhythmus von beispielsweise 23,5 Stunden hat, sehen wir uns später noch genauer an.

Dass Pflanzen und Tiere einen 24-Stunden-Rhythmus haben, wissen wir seit Jahrhunderten. Um das zu untersuchen, steckte der französische Physiker Jean Jacques d'Ortous de Mairan im Jahre 1729 eine Mimosenpflanze in eine dunkle Kiste. Er wollte herausfinden, wie sie auf den Lichtentzug reagiert. Und konnte beobachten, dass die Pflanze ihre Blätter tagsüber öffnete und abends wieder zusammenrollte, obwohl sie in absoluter Dunkelheit stand. D'Ortous de Mairan konnte damit zeigen, dass die Pflanze einen circa 24 Stunden dauernden Rhythmus hat, der von innen generiert wird und auch dann weitergeht, wenn ihr die Umgebung keine Anhaltspunkte für die Tageszeit, sogenannte Zeitgeber, mehr gibt, wie beispielsweise Sonnenlicht.

Etwas radikaler als die Sache mit der Topfpflanze waren da schon einige Experimente, die Anfang der 1960er-Jahre im bayerischen Andechs begannen.

In einem alten, in den Berg gegrabenen ehemaligen Bunker der deutschen Wehrmacht führte Jürgen Aschoff eine Reihe von Experimenten durch. Der Physiologe wollte herausfinden, ob unsere Körpertemperatur und der Schlaf-Wach-Rhythmus von äußeren Faktoren abhängen oder von unserer inneren Uhr gesteuert werden. Was passiert mit einem Menschen ohne äußere Zeitgeber? Medizinisch formuliert: Funktioniert die innere Uhr aus sich selbst heraus oder reagiert sie nur auf äußere Einflüsse? Dafür hatte sich Aschoff auf die Suche gemacht nach einem Ort ohne Zeitgeber und Hinweise auf die reale Uhrzeit, wie das Sonnenlicht oder frühmorgendliches Vogelgezwitscher.

Die erste Generation tapferer Proband*innen passierte den schmalen betonierten Gang ins Innere des Bunkers, um dort mehrere Wochen auszuharren. Dort lebten sie in einem Wohnschlafzimmer mit Küche und Toilette – ohne Sonnenlicht, ohne Fernseher, ohne Radio und natürlich ohne Internet, das damals noch nicht existierte. Elektrisches Licht konnten sie einschalten, wann immer sie wollten, ebenso lernen, trainieren, essen und schlafen. Die einzige Verbindung zur Außenwelt war ein von beiden Seiten zu öffnender Kühlschrank, aus dem sie sich Mahlzeiten nehmen konnten, wann immer sie wollten. Begegnungen zwischen Versuchspersonen und Forschenden gab es nicht.

Die Teilnahme an solchen Experimenten war vor allem bei Studierenden sehr beliebt, weil man sich im Bunker völlig ungestört auf Prüfungen vorbereiten konnte. Manchmal gab es sogar eine finanzielle Entschädigung für die im Bunker verbrachten Tage.

Das Ergebnis: Die meisten Proband*innen blieben zwei Drittel des Tages wach und schliefen ein Drittel. 1981 fasste Aschoff seine Studien lakonisch zusammen. „Alle unter natürlichen Bedingungen beobachtbaren tagesperiodischen Prozesse bleiben erhalten." Allerdings verschob sich der Rhythmus bei den meisten ein bisschen. Sie standen also jeden Tag ein paar Minuten später auf. Außerdem dehnten sich die gewohnten 24 Stunden auf wundersame Weise aus: Plötzlich verlängerte sich ihr individueller Tag-Nacht-Zyklus ein wenig.

Am Anfang funktionierten die Leute gut, dann veränderte sich ihr Schlaf-Wach-Rhythmus jedoch schwerwiegender. Irgendwann gab es keine stabilen Schlaf- und Wachzeiten mehr. Außerdem entkoppelten sich die Schlafenszeiten von sonst damit verbundenen physiologischen Phänomenen wie der Körpertemperatur und dem morgendlichen Anstieg des Cortisolspiegels. Der Schlaf war nicht mehr gut, auch das Wohlbefinden verschlechterte sich.

Die Andechser Versuche und eine große Anzahl an Folgeuntersuchungen weltweit haben gezeigt: Der circadiane

Rhythmus ist zwar ein endogener, also ein unserem Körper innewohnender Rhythmus, aber er muss von außen laufend feinjustiert werden, durch Zeitgeber wie Sonnenlicht, Tageslicht oder helles künstliches Licht. Es gibt auch andere Zeitgeber wie Lärm, Nahrungsaufnahme, Bewegung oder schlicht die Notwendigkeit, morgens in die Arbeit zu gehen oder die Kinder zur Schule zu bringen.

Auch wenn man selbst denkt, dass man einen ganz stabilen Rhythmus hat, kommt es ohne äußere Zeitgeber zu Verschiebungen. Es gibt eine Anekdote über einen berühmten Schlafforscher, der sich selbst in so einen zeitgeberfreien Bunker begab, um in Ruhe an einem Manuskript zu arbeiten. Er ging fest davon aus, dass sein circadianer Rhythmus so stabil und unverschiebbar sei, dass er ihn auch im Bunker unverändert beibehalten würde.

Nach einigen Tagen verlangte er immer wieder nach seiner Sekretärin. Zum Beispiel um zwei Uhr nachts. Oder am Sonntag. Er war überzeugt, draußen sei helllichter Tag. Das Team, das für das Experiment zuständig war, hatte alle Mühe, ihm zu erklären, warum die Sekretärin gerade verhindert war, sie durften ja keine Hinweise auf den Tag und die Uhrzeit geben.

Aschoffs Vorbild folgten danach zahlreiche andere Studien in Bunkern in der ganzen Welt. Zwar wusste man bereits, dass Licht ein starker Zeitgeber ist, aber wie stark es sich auswirkt, wurde erst nach und nach herausgefunden.

Heute wissen wir, wie wichtig vor allem das Sonnenlicht als Zeitgeber für unseren Schlaf-Wach-Rhythmus und unsere gesamte Gesundheit ist – darauf werden wir in diesem Buch noch näher eingehen. Wenn der Rhythmus normal funktioniert, sprechen wir in der Medizin davon, dass er *en-trained,* also stabil an die äußere Uhrzeit und den Tag-Nacht-Rhythmus gekoppelt ist. Wenn Zeitgeber fehlen, kommt es nach einigen Tagen zu einem freilaufenden Rhythmus. Die Bunker-Experimente waren die Geburtsstunde der chronobiologischen Forschung.

2017 ging der Nobelpreis in Medizin an Jeffrey Hall, Michael Rosbash und Michael Young für die „Entdeckung des molekularen Mechanismus zur Steuerung des circadianen Rhythmus". Sie entschlüsselten die Gene, die genau jene Proteine produzieren, die den circadianen Rhythmus verantworten. Außerdem entdeckten sie eine Rückkopplungsschleife, die den Abbau und die Neuproduktion genau dieser Proteine in einem 24-Stunden-Zyklus steuert. Diese „Schleife" hilft dabei, die innere Uhr mit den äußeren Zeitgebern zu synchronisieren. Durch sie können wir uns darauf einstellen, wenn sich zum Beispiel Sonnenuntergang oder Sonnenaufgang zeitlich verschieben.

Ihre Studien führten sie an Fruchtfliegen durch, die ebenso wie Menschen einen circadianen Rhythmus haben. Die Forschungsergebnisse haben gezeigt, welche biochemischen und genetischen Grundlagen unser circadianer Rhythmus hat und was ihn am Laufen hält.

2.3. DIE WOLFSSTUNDE

Eigentlich ist es vollkommen normal, dass wir nachts immer wieder kurz aufwachen. Auch gesunde Schläfer*innen haben mehrmals pro Nacht kurze Wachphasen oder nur ein paar

Sekunden dauernde Mikro-Weckreaktionen. Ob man das überhaupt bemerkt, ist von Mensch zu Mensch verschieden. Viele sind sogar mehrere Minuten ganz wach, können sich aber morgens nicht mehr daran erinnern. Andere registrieren selbst ganz kurzes Erwachen genau und ärgern sich vielleicht darüber.

Es gibt aber eine ganz bestimmte nächtliche Zeit, die vielen Menschen besonders Sorgen bereitet. Sie werden immer wieder um drei oder vier Uhr nachts richtig wach und haben dann Angst, nicht wieder einschlafen zu können. Vielleicht kennen Sie das? Vielleicht müssen wir auf die Toilette und fühlen uns plötzlich komplett wach. Eigentlich könnten wir jetzt aufstehen. Wenn es nicht so früh wäre! Diese unangenehme Phase heißt im Volksmund auch Wolfsstunde. Der Begriff stammt aus dem Altertum und stammt daher, dass in der düsteren Zeitspanne zwischen Nacht und Tag in der Regel nur noch Wölfe umhersteiften.

Schuld an dem vorzeitigen Erwachen ist manchmal einfach die Biologie, denn man hat einen Teil der Schlafschuld schon „abgeschlafen" und der Schlafdruck ist nicht mehr so hoch. Wenn man dann aufgewacht ist, kommen diese kreisenden Gedanken, die viele Menschen nachts mehr oder weniger häufig erleben. Wir denken darüber nach, was wir am nächsten Tag alles erledigen wollen oder müssen, machen uns Sorgen um die Zukunft oder sinnieren über etwas, das uns am vorangegangenen Tag passiert ist. Und vielleicht ärgern wir uns sogar mehr darüber, als wir es während des Tages tun würden. Nachts nehmen wir Sorgen und Schmerzen stärker wahr. Es ist eine gesunde Reaktion des Körpers, in Krisenzeiten oder Gefahrensituationen in erhöhter Alarmbereitschaft zu sein. Das ist der Grund, warum man bei existenziellen Sorgen, etwa um die eigene Gesundheit, um nahestehende Personen, um den Arbeitsplatz oder um die finanzielle Existenz, schlecht schläft.

Eine weitere Erklärung: Wir haben, wie bereits ausgeführt, pro Nacht mehrere Schlafzyklen, zwischen denen wir jeweils kurz aufwachen, ohne es zu registrieren. Hat man dann um drei Uhr früh bereits drei bis fünf Stunden geschlafen, ist der homöostatische Hauptschlafdruck erst einmal weg. Oder vielmehr weggeschlafen.

Ein häufiger Grund ist auch das nächtliche Wasserlassen. Normalerweise ist nachts die Urinkonzentration höher und die Darmperistaltik geringer als am Tag. Unser Körper sorgt also dafür, dass wir nachts nicht ständig auf die Toilette müssen.

Wenn man nachts trotzdem öfter rausmuss, sollte man es abklären lassen. Hinter dem nächtlichen Harndrang kann auch eine unerkannte Störung der Atmung im Schlaf stecken, wie eine obstruktive Schlafapnoe (OSA). Diese führt zu starken Schwankungen des Drucks im Brustraum, und dadurch zu mechanischem Reiz und einer vermehrten Ausschüttung des sogenannten atrialen natriuretischen Peptids (ANP). Auch Erkrankungen des Herzens können die Ursache sein, harntreibende Medikamente, oder Prostataprobleme bei Männern. In anderen Fällen liegt es einfach daran, dass man am Abend zu viel Flüssigkeit, insbesondere harntreibende Getränke wie Bier oder Schwarztee, zu sich genommen hat.

Wer ohne medizinischen Grund nachts gelegentlich auf die Toilette muss und danach gleich weiterschlafen kann, muss sich gar keine Sorgen machen. Es kann auch daran liegen, dass wir nachts eine sensiblere Körperwahrnehmung haben und auch kleinere Mengen Urin in der Blase spüren, bei denen wir tagsüber niemals die Toilette aufsuchen würden.

Aber was tun, wenn man nach dem nächtlichen Aufwachen nicht mehr einschlafen kann und vielleicht sogar wach liegt, bis irgendwann der Wecker klingelt? Oft spielt hier das Stresshormon Cortisol eine Rolle. Bei gesunden, nicht gestressten Menschen wird es erst ausgeschüttet, wenn es ans Aufwachen geht, durchschnittlich etwa ab sechs Uhr früh. Cortisol macht uns wach, alert und sozusagen kampfbereit. Gestresste Menschen stehen oft derart unter Strom, dass ihr Körper nachts das Cortisol viel zu früh oder sogar die ganze Nacht über ausschüttet. Dementsprechend fühlen sie sich dann auch hellwach.

Wer zur Wolfsstunde nur manchmal wachliegt, kann zumindest versuchen, sie umzudeuten. Oft fallen uns nachts Dinge ein, an die wir tagsüber schon seit Tagen nicht gedacht haben. Manchmal erinnern wir uns plötzlich an wichtige Termine oder Erledigungen. Ab und zu sind auch richtig schlaue Gedanken und gute Ideen dabei. Seit Jahrzehnten empfiehlt die Schlafmedizin, Block und Stift neben das Bett zu legen. Oft schläft es sich nach dem Aufschreiben viel besser, das ist sogar wissenschaftlich erwiesen. Dabei sollte man allerdings nicht das helle Licht anschalten, sondern die Geistesblitze der Wolfsstunde lieber bei Schlummerlicht im sanften Schein einer Nachttischlampe oder mit einem beleuchteten Kugelschreiber festhalten.

2.4. LICHT ALS ZEITGEBER

Normalerweise ist unsere innere Uhr auf einen Zyklus von 24 Stunden eingestellt – beziehungsweise meist ein wenig mehr. Licht, wie zum Beispiel Tageslicht, setzt sie jeden Tag wieder zurück und stellt damit sicher, dass unser biologischer oder innerer Rhythmus täglich mit dem äußeren Tag-Nacht-Zyklus synchronisiert wird, also *entrained* ist. Wer schon einmal im hohen Norden war, hat es vielleicht selbst erlebt: Wenn die Sonne im Winter nicht aufgeht, wird man sehr viel später wach als gewohnt. Die innere Uhr merkt einfach nicht, dass der Tag begonnen hat. Damit wir gut funktionieren, brauchen wir aber Tageslicht für mindestens eine Stunde pro Tag. Und das ist nur das Minimalprogramm.

Studien haben gezeigt, dass vor allem ältere, in ihrer Mobilität eingeschränkte Menschen diese Stunde oft nicht mehr bekommen. Das wird zum Beispiel in Seniorenresidenzen zum Problem. Wer im Rollstuhl sitzt und nur ein kleines Fenster zum Innenhof hat, dem fehlt das natürliche Licht. Ist das Wetter dann auch noch diesig, und hat man daher nicht genug Exposition von Tageslicht, dann merkt die innere Uhr gar nicht mehr, dass es Tag ist. Statt hell am Tag und dunkel in der Nacht ist es in Heimen tagsüber manchmal düster, aber nachts nicht dunkel: Dadurch kann der circadiane Rhythmus nicht gut synchronisiert werden. Leider fehlt es meistens an Personal, das die älteren Menschen jeden Tag nach draußen bringt, um Sonne oder zumindest Tageslicht zu tanken. Viele ältere Menschen schlafen schlecht und fühlen sich dementsprechend schlecht. Tageslichtmangel ist einer der Faktoren für dieses fehlende Wohlbefinden. Das könnte man mit wenig Aufwand verbessern, und zwar mit mehr Zeit im Freien. Mittlerweile wird auch versucht, diesen Mangel durch ausgeklügelte Lichtkonzepte zu beheben.

Auch Menschen, die blind geboren wurden, haben oft große Probleme mit dem Schlaf, weil ihre innere Uhr nicht täglich durch Licht feinadjustiert werden kann. Ihr circadianer Rhythmus ist oft aus dem Takt, mit allen negativen Folgen.

Aus anderen Gründen geht es Schichtarbeiter*innen genauso. Manche können es bis zu einem gewissen Grad tolerieren, wenn sie ihren natürlichen Rhythmus für die Arbeit ein wenig verschieben müssen. Aber auch hier gibt es Grenzen. Das sollte bedacht werden, wenn es darum geht, Arbeitszeiten und entsprechende gesetzliche Rahmenbedingungen zu gestalten.

Während dies in Europa geregelt ist und auch überwacht wird, ist das in anderen Weltgegenden noch nicht immer der Fall. Auch LKW-Fahrer*innen haben bei uns fixe Ruhezeiten, während es in anderen Weltregionen noch keine flächendeckenden gesetzlichen Vorgaben gibt, die auch überprüft und gegebenenfalls sanktioniert werden. Allerdings kommt bei LKW-Fahrer*innen oft noch eine ungünstige Schlafumgebung dazu. Der Schlaf in den engen Kojen, in denen sie auch ihren Tag verbringen, ist aus schlafmedizinischer Sicht gar nicht gut. Deshalb gibt es seit 2017 das sogenannte Kabinenschlafverbot: Die Fahrer*innen sollen in geeigneten Hotels und Pensionen nächtigen. Allerdings gilt diese Regel nur für die wöchentliche Ruhepause, nicht aber für den täglichen Schlaf.

Und wer nicht gut oder lang genug schläft, funktioniert nicht mehr richtig. Bei fünf statt sieben Stunden Schlaf innerhalb von 24 Stunden verdoppelt sich das Unfallrisiko bereits. Und nach weniger als vier Stunden Nachtruhe steigt das Risiko für einen Verkehrsunfall sogar um das 11,5-Fache. Die Folgen von Schlafmangel werden wir uns im folgenden Kapitel noch genauer ansehen. Aber nicht nur die ausreichende Schlafdauer, auch das Schlafen nach der persönlichen Veranlagung ist wichtig.

> **MYTHOS:** Es ist egal, wann wir schlafen. Hauptsache, lang genug.
>
> **RICHTIG:** Wir schlafen am besten, wenn wir während der Nachtstunden und im Einklang mit unserem biologischen Rhythmus schlafen.
> Es gibt außerdem so etwas wie ein biologisches Fenster für den Schlaf: In dieser Zeit sind die besten Voraussetzungen gegeben, dass der Schlaf eintreten kann und dass er eine gute Kontinuität aufweist.
> Generell sollten wir möglichst einen Hauptteil unseres Schlafes bekommen, wenn es draußen dunkel ist, das entspricht der menschlichen Biologie am besten.

Die circadianen Forscher Derk-Jan Dijk und Charles Czeisler haben gezeigt, dass es so etwas gibt wie einen optimalen zeitlichen Korridor für den Schlaf – und der meistens die Stunden zwischen Mitternacht und sechs Uhr früh miteinschließt. Der Korridor zeigt auch an, wann die Chance am größten ist, einigermaßen konsolidiert zu schlafen. Das heißt, wir sollten uns nicht zwingen, sehr viel früher schlafen zu gehen. Das funktioniert in den meisten Fällen ohnehin nicht.

Wenn wir unseren Beruf auswählen, wäre es ratsam, unseren persönlichen circadianen Rhythmus mitzubedenken.

Wer ein Spätmensch ist, wird sich als Bäcker*in schwertun. Ein Frühmensch kommt als Barkeeper*in vermutlich nicht gut zurecht. Auch Schlaf nachholen können ist eine Fähigkeit, die manche in begrenztem Ausmaß haben, andere gar nicht. Deshalb kommen manche gut mit Nachtschichten klar, andere überhaupt nicht.

Etwa 10 bis 20 Prozent der Bevölkerung reagieren besonders empfindlich auf Schlafentzug. Das heißt, sie sind „vulnerabel" und neigen dazu, bei Schlafentzug, oder während der Schichtarbeit, mehr Fehler zu machen. Das hat auch genetische Mitursachen. Eine Studie der Gruppe des US-amerikanischen Schlafforschers Hans P. A. Van Dongen hat gezeigt, dass Menschen mit funktionellen Varianten eines bestimmten Enzyms, der Catechol-O-Methyltransferase (COMT), die eine wichtige Rolle im Dopamin-Metabolismus spielt, auf Schlafentzug besonders empfindlich reagieren. Konkret ist ihre Fähigkeit, Informationen effektiv zu erfassen und flexibel auf Änderungen dieser Informationen mittels Rückmeldungen zu reagieren, beeinträchtigt. In einer anderen Untersuchung derselben Forschungsgruppe waren jene Proband*innen, die die bestimmte Genvariante zeigten, bei seriellen Reaktionszeitmessungen für einen relativ großen Teil der Instabilität der Leistung verantwortlich. Das zeigt, wie schwerwiegend die Auswirkungen von Schlafmangel gerade für die Sicherheit am Arbeitsplatz sind. Wer diese Veranlagung hat, sollte vielleicht nicht unbedingt im Schichtdienst arbeiten.

Die meisten Menschen spüren selbst, wenn sie Nacht- oder Schichtarbeit nicht gut tolerieren, und suchen sich dann ein Berufsumfeld, in dem sie regelmäßige Arbeitszeiten haben. Manchmal bedenkt man dies aber gar nicht, wenn man in einen Job oder eine Ausbildung einsteigt. Viele Unfälle passieren während Nachtschichten. Auch die Chemiekatastrophe im indischen Bhopal 1984 passierte in den frühen Morgenstunden. Generell sind selbst an Nachtschichten adaptierte Schichtarbeiter*innen, sogar wenn sie vor der Schicht geschlafen haben, in den späten Nacht- und frühen Morgenstunden weniger fit und leistungsfähig, und das deshalb, weil deren innere Uhr auch dann immer noch „Nacht“ anzeigt. Die Reaktionsfähigkeit und viele andere Fähigkeiten, wie zum Beispiel die Feinmotorik, sind beeinträchtigt. Für sicherheitskritische Berufe mit hoher Verantwortung wurde deshalb sogar vorgeschlagen, Bewerber*innen auf ihre Vigilanz, also Wachheit beziehungsweise andauernde Aufmerksamkeit, in Situationen von Schlafentzug zu testen. Oder auch, ob sie bestimmte genetische Varianten aufweisen, was aber sicher zu weit führen würde, etwa weil der individuelle Vorhersagewert nur bedingt aussagekräftig ist. In manchen Arbeitsbereichen, wie zum Beispiel bei Pilot*innen, gibt es jedoch bereits Vigilanztestungen oder zumindest ein Abfragen der Selbsteinschätzung vor ihrem Arbeitsantritt.

2.5. ALLEIN UNTER LERCHEN? DIE SCHLAFTYPEN

Ich habe drei Fragen an Sie.

Erstens: Wenn Sie eine wichtige Prüfung schreiben müssen, erledigen Sie das lieber vormittags oder nachmittags, oder ganz in der Früh, oder erst am Abend?

Zweitens: Wenn Sie eine große sportliche Leistung vor sich haben, geht das besser am Vormittag, oder laufen Sie eher am Nachmittag zur Höchstform auf?

Und eine dritte Frage, die wahrscheinlich am einfachsten zu beantworten ist und gleichzeitig viel aussagt: Können Sie morgens nach dem Aufstehen gleich etwas essen oder müssen Sie ein paar Stunden warten, bis Sie richtig Appetit verspüren?

Fest steht: Alle Menschen haben einen Schlaf-Wach-Rhythmus, der einerseits genetisch bestimmt ist, andererseits durch äußere Faktoren mit beeinflusst wird. Es gibt Morgen- und Frühmenschen, Abend- und Spätmenschen und Misch- und Normalformen. Die meistens Menschen sind Letzteres.

Die oben genannten Fragen folgen dem Horne-Östberg-Fragebogen zur Bestimmung der sogenannten Chronotypen. Die gesamte Liste von insgesamt 19 Fragen können Sie sich im Anhang ansehen und wenn Sie Lust haben, auch beantworten.

Theoretisch verrät bereits eine dieser Fragen, zu welchem Typ wir tendieren. Doch so einfach ist es nicht. Wer morgens am liebsten noch länger im Bett bleiben möchte, muss nicht unbedingt eine „Eule“ sein. Es könnte zum Beispiel auch daran liegen, dass er oder sie an chronischem Schlafmangel leidet. Und noch etwas: Ist jemand ein Morgenmuffel, ist dies vergleichsweise selten ausschließlich genetisch bedingt, sondern oft eine Mischung von endogenen und äußeren Einflüssen. Die Vorstellung, es gäbe nur zwei Gruppen, wie es öfters zu hören ist, entspricht nicht der Realität. Vielmehr verteilen sich die Chronotypen in Form der Gauß'schen Kurve. Sie ist nach dem Mathematiker Carl Friedrich Gauß benannt und heißt auch Glockenkurve, weil sie einer Glocke gleicht. Sie illustriert: Die meisten Menschen sind irgendwo in der Mitte des Spektrums zu finden. An den etwas extremeren Rändern werden es immer weniger.

> **MYTHOS:** Menschen sind entweder Frühaufsteher*innen oder Langschläfer*innen.
>
> **RICHTIG:** In Wahrheit sind die Mehrzahl weder extreme Frühmenschen noch extreme Spätmenschen, sondern irgendwo in der Mitte des Spektrums zu finden.

Bei Jugendlichen oder jungen Erwachsenen, die morgens schwer aus dem Bett kommen, ist das oft auch dadurch mitbedingt, dass sie bis in die frühen Morgenstunden vor dem Tablet, PC oder Handy sitzen. Diese Aktivität hält sie wach, und durch die Helligkeit des Bildschirms kann die körpereigene Melatoninausschüttung gar nicht in Gang kommen. Auch bei Depressionen gibt es das berühmte Morgenpessimum, die Stimmung ist morgens und am Vormittag oft am schlechtesten, und der sogenannte Phasenwinkel zwischen dem Beginn der endogenen Melatoninausschüttung und der Bettgehzeit oder der Mitte der Hauptschlafperiode ist verschoben.

Ob man mehr ein Morgen- oder aber ein Nachttyp ist, ist auch nicht immer angeboren, wie oft zu hören ist. Es gibt zwar eine starke genetische Veranlagung, aber auch Lebensstil-Faktoren, die die jeweilige Ausprägung mitbestimmen.

Für alle gilt jedoch ohne Ausnahme: Wir Menschen sind eine tagaktive Spezies: Das bedeutet auch, wir können nachts am besten schlafen – es entspricht unserer Physiologie. Die meisten können am besten in etwa in der Zeit zwischen 22 oder 23 Uhr abends und 6 oder 7.30 Uhr morgens schlafen.

Wenn man in diesem Schlafkorridor oder natürlichen Schlaffenster schlafen darf, ist auch die Chance auf einen wenig unterbrochenen Schlaf am höchsten. Die meisten Menschen werden ohnehin irgendwann zwischen 22 und 24 Uhr müde und irgendwann zwischen 6 und 8 Uhr von ganz allein wieder munter. Die individuell notwendige Schlafdauer ist, wie wir bereits gehört haben, auch ein wenig unterschiedlich, ihre Verteilung in der Bevölkerung entspricht ebenfalls einer Gauß'schen Kurve.

Mit diesem Schlaffenster kommen die meisten gut klar. Probleme haben oft jene Menschen, die am Rand des Spektrums der Früh- und Abendmenschen liegen, also extreme „Lerchen“ und extreme „Eulen“. Das Problem kommt dadurch zustande, dass ihre individuell passenden Schlafens- und Wachzeiten oft überhaupt nicht mit den gesellschaftlichen Anforderungen übereinstimmen. Besonders hoch ist der Leidensdruck, wenn der Schlaftyp nicht zum Beruf passt. Aber selbst für all jene, die nicht zu ausgeprägten „Eulen“ oder „Lerchen“ gehören, ist es ein Problem, wenn sie wegen ihres Berufs etwa sehr früh außer Haus gehen und daher außerhalb ihres individuellen Schlaffensters schlafen müssen. Natürlich: Ein Problem haben auch die, die einfach zu spät ins Bett gegangen sind.

Sogenannte Nachteulen werden in unserer Gesellschaft oft negativ bewertet. Sprichwörter wie „Morgenstund hat Gold im Mund“ oder „Der frühe Vogel fängt den Wurm“ haben uns nachhaltig geprägt. Unter anderem stammt das aus der bäuerlichen Gesellschaft und es wird weitertradiert, obwohl es heute nicht mehr notwendig ist.

Nachtmenschen kämpfen häufig mit dem Vorurteil, faul zu sein. Dabei können sie bis weit nach Mitternacht großartige

Leistungen vollbringen. Sie werden eben einfach später müde als die besser angesehenen Frühaufsteher*innen. Viele Spätmenschen müssen aber Tag für Tag gegen ihre innere Uhr arbeiten und kommen insbesondere an Arbeitstagen auf zu wenig Schlaf. Die Auswirkungen können so ausgeprägt sein, dass sie einem Jetlag gleichen. Der Chronobiologe Till Roenneberg hat in diesem Zusammenhang im Jahr 2006 den Begriff „sozialer Jetlag" geprägt.

Aus medizinischer Sicht unterscheiden wir bei den Nachtmenschen, ob dieser Chronotyp überwiegend genetisch oder überwiegend extern bedingt ist, oder ob er einfach einer Entwicklungsphase entspricht. Jugendliche sind, wie bereits erwähnt, meistens – vorübergehende – Spätmenschen. Verschlimmert wird das oft noch durch zu viel Bildschirmzeit. Wenn man unter der Bettdecke auf das leuchtende Handy schaut, kann das den Schlaf ziemlich stören. Es gibt Untersuchungen, die zeigen, dass ein großer Anteil der Jugendlichen auch in den Stunden zwischen Mitternacht und drei Uhr früh am Handy aktiv ist und dabei auch Nachrichten empfängt und beantwortet. Die innere Uhr ist aber sehr sensibel und wird sehr leicht durch äußere Einflüsse gestört, selbst durch das kurze Einschalten des Lichts im Badezimmer beim Gang auf die Toilette, wie wir noch näher erfahren werden.

Die circadiane Disposition ändert sich normalerweise im Erwachsenenleben nicht. Wollten wir Spätmenschen abends um neun ins Bett stecken und zum Schlafen zwingen, würde das in der Regel nicht viel bringen. Frühmenschen leiden eher, wenn sie abends wach bleiben müssen, weil der Besuch länger bleibt, als ihren Gewohnheiten entspricht. Oft erlebe ich in der Klinik frisch pensionierte Patient*innen, die mit Bedauern feststellen: „Jetzt, wo ich endlich nicht mehr früh aufstehen muss, um in die Arbeit zu gehen, und ausschlafen könnte, so lange ich möchte, geht es nicht mehr!" Andere hingegen genießen es sehr, dass sie nach Abschluss des Arbeitslebens wieder Abendmenschen sein können und morgens genüsslich ausschlafen dürfen, aber das ist eher die Ausnahme.

2.6. SCHLAFDRUCK UND CIRCADIANER RHYTHMUS

Die Schlaf- und Wachphasen und die innere Uhr stehen zueinander in enger Wechselwirkung. Dies hat Alexander Borbély, Pharmakologe und Professor an der Universität Zürich, in den 1980er-Jahren erforscht. Beschrieben hat er es in dem etwas sperrig titulierten Modell „Zwei-Prozess-Modell der Schlaf-Wach-Regulation".

Dabei geht es um zwei Rhythmen, die sich in unserem Körper abspielen. Um sie und ihre Wechselwirkung zu verstehen, brauchen wir ein Fremdwort aus der Biologie, das vielleicht nicht allen geläufig ist: die Homöostase. Damit sind zwei Dinge gemeint: Unser Körper will erstens ausgeglichen sein und tut zweitens auch einiges dafür. Biologisch ausgedrückt: Der Körper strebt die Homöostase an und hält sie gleichzeitig durch selbstregulierende Prozesse aufrecht. Wenn er gesund ist. In Bezug auf den Schlaf tut er das mit homöostatischem

Schlafdruck. Diesen und seine Wechselwirkung mit dem circadianen Rhythmus zu verstehen kann uns helfen, wenn wir Probleme mit dem Einschlafen oder dem morgendlichen Aufstehen haben. Betrachten wir die beiden Komponenten aus der Nähe:

Der homöostatische Schlafdruck

Wir wachen morgens auf, stehen auf und gehen unseren Dingen nach. Je länger wir aber wach sind, umso mehr baut sich im Laufe des Tages ein Schlafdruck auf, den unser Körper nur durch Schlaf wieder abbauen kann. Nachmittags fühlen wir uns vielleicht schon ein bisschen müde und eine kleine Siesta würde den meisten guttun. Leider ist sie in unserer Kultur des monophasischen Schlafs nicht verbreitet. Wenn wir zu lange wach waren oder in der letzten Nacht zu wenig geschlafen haben, sagt unser Körper aufgrund des homöostatischen Schlafdrucks irgendwann: „Zeit, ins Bett zu gehen!“ Also: Je länger ich wach war, umso höher ist meine Einschlafbereitschaft.

Der circadiane Rhythmus

Der Gegenspieler zum Schlafdruck ist der circadiane Rhythmus. Je nachdem, wie spät es auf der individuellen inneren Uhr ist, ist unsere Einschlafbereitschaft hoch oder niedrig. Damit wir gut einschlafen können, sollte unsere innere Uhr Nacht anzeigen, und damit verbunden eine Schlafbereitschaft. Das Gegenteil stimmt genauso, wie die meisten Menschen schon am eigenen Leib erlebt haben: Damit wir richtig wach, aufnahmefähig, reaktionsbereit und leistungsfähig sein können, sollte unsere innere Uhr auf „wach" stehen. Grob vereinfach heißt das bei fast allen: Normalerweise ist unsere circadiane Schlafbereitschaft am Tag niedrig und in der Nacht hoch. Umgekehrt ist unsere circadiane Wachbereitschaft am Tag hoch und in der Nacht niedrig.

Je nachdem, wie spät es gerade auf meiner individuellen inneren Uhr ist, desto höher oder niedriger ist also meine Disposition, wach zu sein, oder meine Bereitschaft, zu schlafen. Biologische Rhythmen können „in Phase" sein, das heißt, ihre Kurven verlaufen parallel, oder „außer Phase", wenn sie in entgegengesetzter Richtung verlaufen.

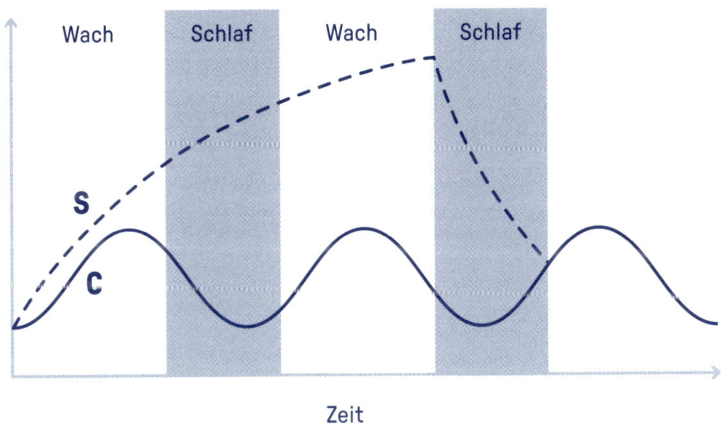

Das Zwei-Prozess-Modell der Schlafregulation von Borbély: Der homöostatische Faktor S (gestrichelte Linie) zeigt den Schlafbedarf an. Wird in einer Nacht nicht geschlafen, steigt dieser immer weiter an. Während des Schlafes baut sich dieser Faktor wieder ab. Der circadiane Faktor C (ganze Linie) spiegelt die Schlafbereitschaft innerhalb von 24 Stunden wider.

Schlafprobleme und Schlafstörungen kann man nicht wirklich verstehen, ohne diese beiden Prozesse und ihr Zusammenwirken zu verstehen. Je länger ich am Stück wach war, umso höher ist mein homöostatischer Schlafdruck, und den baue ich vor allem mit Tiefschlaf ab. Der Tiefschlaf ist entscheidend für die Neuroplastizität, für die Fähigkeit unseres Gehirns, sich je nach Anforderungen selbst zu verändern und umzustrukturieren, und für die Reinigung des Gehirns von toxischen Abbauprodukten und Eiweißen, die sich im Wachzustand angesammelt haben.

Wann ist also das richtige Timing oder das richtige „Fenster" für den Schlaf? Entscheidend ist, wie schon ausgeführt: Wir sind eine tagaktive Spezies, und die Hauptschlafenszeit ist die Nacht. Außerdem spielen die innere Uhr und vor allem, wie lange man zuvor wach war, eine Rolle.

Nach etwa 16 Stunden Wachheit – auch das differiert von Mensch zu Mensch – ist der Schlafdruck und damit die Einschlafbereitschaft hoch. Wenn es jetzt auch noch einigermaßen zu der von der inneren Uhr vorgegebenen circadianen Schlafenszeit passt, und man jetzt schläft, können sich Gehirn und Köper regenerieren.

Und was, wenn wir mal sehr spät ins Bett gehen oder ungewohnt früh aufstehen müssen? Wenn es die Ausnahme ist, wird es meistens toleriert.

Anders ist die Situation, wenn es um dauerhafte Verschiebungen geht, zum Beispiel aufgrund der Arbeitszeiten: Manche tolerieren relativ große Verschiebungen der Hauptschlafphase. Andere kommen nur sehr schlecht damit zurecht, wenn sie zu anderen als den gewohnten Zeiten schlafen. Dieses körpereigene Timing kann man nur begrenzt verschieben, was möglicherweise auch in den Genen liegt, wie Prof. Irene Tobler aus Zürich, der wir schon in Kapitel 1 begegnet sind, erforscht hat. Eigentlich wäre das körpereigene Timing perfekt, im Alltagsleben führt es jedoch zu allerlei Problemen. Denn unser Leben verläuft eben nicht immer so geordnet, wie es unser Körper gerne hätte. Was passiert, wenn die Kreisläufe nicht ihren natürlichen Lauf nehmen dürfen, lässt sich mit einem typischen Arbeitstag einer jungen Ärztin an einer Klinik veranschaulichen, die einen Nachtdienst zu absolvieren hat.

Nachdem die junge Ärztin den ganzen Tag ihren Dienst auf der Station versehen hat, geht es an manchen Tagen weiter in den Nachtdienst. Dabei steigt der homöostatische Schlafdruck natürlich kontinuierlich an. Wird die Kollegin dann um zwei oder drei Uhr früh zum x-ten Mal in die Notaufnahme gerufen, ist sie mittlerweile so erschöpft und müde, dass sie sich vielleicht denkt: Selbst, wenn ich einen sehr hohen Nachtzuschlag bekommen würde, wäre das nicht annähernd adäquat für so eine extreme Belastung. Es fühlt sich an wie die reinste Quälerei. Vielen Menschen, die nachts arbeiten oder die nachts immer wieder von ihren Kindern geweckt werden, wird es ähnlich ergehen.

Es folgen für unsere hypothetische junge Ärztin aber weitere Einsätze, und in diesen Stunden fühlt sich das Wachsein-Müssen schon an wie körperliche Schmerzen. Zu diesem Zeitpunkt nimmt sich die junge Ärztin so wie viele Kolleg*innen felsenfest vor: Wenn diese Tortur in ein paar Stunden endlich vorbei ist, gehe ich sofort nach Hause, lege mich in mein gemütliches Bett und schlafe, schlafe, schlafe. Das Paradoxe an dieser Situation:

Dann kommt die Morgenübergabe an die Kolleg*innen, und bald danach ist unsere hypothetische Ärztin endlich erlöst und kann heimgehen. Oder vielmehr: Sie könnte heimgehen.

Denn plötzlich ist alles anders: „Eigentlich fühle ich mich gar nicht so schlecht." Ihr ist gar nicht mehr nach Schlafen! Vielleicht geht sie noch auf einen Katzensprung in die Stadt und gönnt sich ein gutes Frühstück, nach Schlafentzug hat man nämlich besonders viel Hunger. Vielleicht bummelt sie sogar noch ein bisschen durch die Geschäfte und kauft ein paar sinnlose Dinge – Schlafmangel beeinträchtigt nämlich auch die Entscheidungsfähigkeit und fördert die Kauflaune, wie wir noch sehen werden.

Was ist passiert? Wie können wir in der späten Nacht und in den sehr frühen Morgenstunden nur so sterbensmüde sein und uns bei Tagesanbruch plötzlich wieder so fit und fast komplett wiederhergestellt fühlen? Genau: Unsere innere Uhr hat auf „Tagbetrieb/Tag" umgestellt. Der circadiane Wake-Drive oder Wachantrieb ist sozusagen wieder eingeschaltet.

Wenn wir in einer Situation der akuten Schlafdeprivation sind, wie zum Beispiel bei einem Nachtdienst, meldet uns der circadiane Prozess, vor allem in den sehr frühen Morgenstunden, bei den meisten so zwischen zwei und drei Uhr früh, permanent: „Es ist höchste Zeit! Geh endlich schlafen!" Gleichzeitig ist durch die lange Zeit, die wir schon wach sind, unser homöostatischer Schlafdruck so hoch, dass wir eine schier unüberwindliche Müdigkeit spüren. Doch dann stellt die innere Uhr am Morgen wieder auf Tag um.

Und das tut sie auch, wenn wir gar nicht geschlafen haben. Wir sind durchgetaucht. Und plötzlich geht es wieder. Genau das hat Alexander Borbély mit seinem Zwei-Prozess-Modell der Schlaf-Wach-Regulation gezeigt. Der homöostatische

Schlafdruck und der circadiane Rhythmus sind in jedem von uns permanent aktiv und interagieren.

Für den Körper sind Schichtarbeit, Nachtarbeit und lange Dienste mit entsprechender Schlafdeprivation natürlich ungesund. Es gibt nun eine wachsende Anzahl an wissenschaftlichen Untersuchungen, die zeigen: Wenn der Schlaf-Wach-Rhythmus auf Dauer desynchronisiert ist, erhöht das das Risiko für zahlreiche Folgeerkrankungen. Mediziner*innen haben zum Beispiel während Nachtdiensten mehr Herzrhythmusstörungen, als wenn sie die Nacht zu Hause verbringen. Das zeigt eine Innsbrucker Studie des Neuropädiaters Markus Rauchenzauner gemeinsam mit Internist*innen bzw. Kardiolog*innen.

Nach einer durchgearbeiteten Nacht merken die meisten spätestens nach dem Mittagessen, dass sie eigentlich todmüde sind und gar nichts mehr geht. Wir wissen beispielsweise auch, dass Krankenpfleger*innen, die gerade vom nächtlichen Schichtdienst nach Hause fahren und einen weiten Heimweg haben, ein höheres Risiko für Autounfälle haben.

Die Auswirkungen der Schichtarbeit hat die Medizin sehr lange unterschätzt. Mittlerweile hat sich das stark geändert. In der Gesellschaft fehlt aber oft noch das Bewusstsein, welch immense Leistung Schichtarbeiter*innen erbringen, unter Einsatz ihrer eigenen Gesundheit.

Heute wissen wir, dass wir einfach am Tag deutlich schlechter schlafen als in der Nacht. Es klingt simpel, ist aber in unserem Alltag nicht immer umzusetzen: Schlaf ist wohltuender, wenn er zur richtigen Zeit stattfinden kann.

Der circadiane Rhythmus bestimmt aber noch viel mehr als nur die Schlaf- und Wachbereitschaft. Er bestimmt auch, wann welche Hormone ausgeschüttet und wann die einzelnen

Schlafphasen eingeleitet werden, die wir im ersten Kapitel kennengelernt haben.

Wenn man über Schlafzeiten spricht, sollte man also immer auch den circadianen Rhythmus mitbedenken. So manch vermeintliche Schlafstörung ist in Wahrheit nämlich eine circadiane Störung.

MYTHOS: Es zählen nur die Stunden, die wir schlafen. Wann, ist ganz egal. Deshalb ist Schichtarbeit für gesunde Menschen gar kein Problem. Oder, noch verschärft: Schichtarbeiter haben es gut, die können tagsüber schlafen.

RICHTIG: Nicht nur zu wenig Schlaf oder Schlaf in schlechter Qualität ist problematisch, sondern auch Schlaf zu einem Zeitpunkt, der nicht mit der eigenen inneren Uhr in Einklang ist.

Auch unter optimalen Bedingungen bekommen Schichtarbeiter*innen nach einer Nachtschicht nicht so viel Qualitätsschlaf tagsüber, wie wenn sie nachts schlafen dürften. Dies liegt neben den genannten circadianen Einflüssen auch daran, dass es draußen oft laut ist und so hell, dass man das Schlafzimmer vielleicht nicht vollständig abdunkeln kann.

Viele Menschen haben Arbeitszeiten, die nicht ihrer inneren Uhr entsprechen. Auf Englisch wird dieses Problem mit dem Begriff „circadian misalignment“, circadiane Fehlausrichtung, beschrieben. Das hat viele negative gesundheitliche Folgen, kann zu Schlafstörungen führen und erhöht das Risiko für kardiovaskuläre Krankheiten. Deshalb wäre es ratsam, den eigenen Schlaftyp zu kennen, bevor man sich für einen Beruf entscheidet. Diese Fehlanpassung gibt es aber auch als vergleichsweise harmlose und weit verbreitete Erscheinung: beim Jetlag.

2.7. WENN DIE INNERE UHR VERSTELLT IST: DER JETLAG UND DIE PHASEN-REAKTIONS-KURVE

Wie stark uns der circadiane Rhythmus beeinflusst, können wir erleben, wenn wir von Kontinent zu Kontinent fliegen und uns einen ordentlichen Jetlag einfangen. Dieser entsteht nicht nur dadurch, dass wir durch unsere Reiseroute und die Flugzeiten weniger schlafen. Ein Flug von Kontinent zu Kontinent bringt in unserem Körper vieles durcheinander, wobei der Tag aufgrund der Zeitzonenüberquerung länger wird, wenn wir von Ost nach West fliegen, umgekehrt wird er kürzer.

Viele merken den Jetlag an ihren Toilettengängen. Normalerweise konzentrieren unsere Nieren nachts den Urin viel stärker und wir müssen gar nicht oder zumindest viel seltener auf die Toilette als tagsüber. Beim Jetlag müssen viele plötzlich nachts aufstehen, um Wasser zu lassen, die das sonst nie müssen. Auch die Darmentleerung kann durcheinanderkommen: Oft müssen die Menschen in den ersten Tagen in etwa zur gleichen Zeit auf die Toilette wie zu Hause – nur dass das am Urlaubsort nach einem Langstreckenflug womöglich plötzlich mitten in der Nacht ist. Das alles liegt daran, dass sich unser circadianer Rhythmus nach der Überquerung von mehreren Zeitzonen nur langsam wieder einregelt. Der Fachbegriff dafür lautet Resynchronisation: Der Rhythmus zwischen Schlaf und Wachsein ist mit dem äußeren Hell-Dunkel wieder im Einklang, also resynchronisiert.

Geht aber vor der Resynchronisation die Sonne auf, während unsere eigene innere Uhr noch auf Mitternacht steht, da sie noch auf die Zeit am Abflugsort eingestellt ist, kann sich das unangenehm anfühlen.

Wer in die USA fliegt, hat in den ersten Tagen oft das Problem, sehr früh am Abend oder vielleicht schon am Nachmittag müde zu sein. Außerdem wacht man mit ordentlichem Appetit auf, obwohl es mitten in der Nacht ist. Die eigene innere Uhr sagt zehn Uhr vormittags, dabei ist es erst zwei Uhr früh.

Noch schwieriger wird es für die meisten von uns, wenn wir in der anderen Richtung unterwegs sind: Wenn der Tag plötzlich statt 24 nur noch 16 oder 18 Stunden lang ist, kommen wir ganz schön durcheinander. Weil wir eigentlich viel früher schlafen müssten als gewohnt. Und das können die meisten nicht.

Wobei es auch ein Zeichen für Schlafgesundheit ist, nicht auf Befehl schlafen zu können. Wenn jemand auch unter widrigen Umständen überall und sofort einschläft, kann das auch ein Hinweis auf chronischen Schlafmangel oder auf eine unerkannte schlafmedizinische Erkrankung sein.

Im Rahmen der Schlafsprechstunde an der Spezialambulanz für Schlafstörungen kommen manchmal auch Jetlag-Themen zur Sprache. Auch dort hat sich gezeigt: Die meisten stecken Flüge Richtung Westen ganz gut weg. Flüge Richtung

Osten können dagegen manchmal weitreichende Folgen haben und uns noch bis zu zwei Wochen nachhängen. Viele Rückkehrer aus den USA kennen das: Sie werden abends nicht müde und gehen viel zu spät ins Bett, vielleicht auch erst in den frühen Morgenstunden. Dafür kommen sie dann morgens nur schwer aus dem Bett. Und das kann sich hinziehen, die Resynchronisierung verläuft schleppend.

Wie stark unsere circadianen Rhythmen wirken, erleben wir aber auch ganz ohne Langstreckenflug im Alltag. Vielleicht kennen Sie das: Abends im Bett noch eine Stunde länger aufzubleiben, weil das Buch gerade so spannend ist, ist für die meisten kein Problem. Denn der endogene circadiane Rhythmus ist bei den meisten Menschen ein wenig länger als 24 Stunden. Damit ist es leicht, jeden Tag ein wenig länger aufzubleiben, aber dann schwer, trotzdem jeden Tag zur gleichen Zeit aufzustehen.

Aber absichtlich eine Stunde früher einzuschlafen, weil wir frühmorgens einen wichtigen Termin haben, funktioniert meistens nicht. Schichtarbeiter*innen haben sogar meist besonders große Probleme mit dem Einschlafen, wenn sie wissen, dass am nächsten Tag eine sehr frühe Frühschicht beginnt und sie vielleicht schon um 3.30 Uhr wieder aufstehen müssen.

Und dann gibt es noch Situationen, in denen man das Schlafengehen erst immer weiter hinauszögert – und dann plötzlich gar nicht mehr müde ist. Das liegt daran, dass das circadiane System „dagegen feuert“. Der Körper sagt: „Du bist müde und gehst nicht schlafen? Vielleicht geht es gerade nicht. Na gut, dann lege ich jetzt einen Gang zu.“ Diese Fähigkeit ist wichtig. Ab dem späten Nachmittag oder frühen Abend, wenn der Schlafdruck immer mehr zunimmt, würden wir immer müder und immer schläfriger werden. Deshalb haben wir einen eingebauten geregelten Übergang vom Wachzustand zum Schlaf. Unser circadianes System mobilisiert abends noch einmal unsere Kräfte, damit wir nicht schon vom späten Nachmittag oder frühen Abend an langsam wegdämmern.

Besonders Reisen in andere Zeitzonen Richtung Osten sind also problematisch, weil der Tag sehr kurz wird. Wenn ich zum Beispiel von der US-amerikanischen Ostküste um 18 Uhr losfliege, ist bei uns in Europa schon Mitternacht. Draußen ist es fast den ganzen Flug über dunkel. Ich komme dann frühmorgens bei uns an. Meine innere Uhr ist immer noch auf Ostküste eingestellt und somit auf Mitternacht. Aber jetzt bei der Ankunft in Europa ist es hell, Tageslicht trifft auf meine Netzhaut und beeinflusst meine innere Uhr, und zwar sehr stark.

Um das zu verstehen, müssen wir kurz ausholen und einen Spezialbegriff erklären: die **Phasen-Reaktions-Kurve**. Sie zeigt, dass die Auswirkungen von Licht auf unser circadianes System gegenteilig sind, je nachdem, ob es unser Auge vor oder nach dem individuellen physiologischen Körpertemperaturminimum trifft. Unsere Körpertemperatur folgt im Tagesverlauf einer typischen Kurve, sie erreicht in der Regel abends ihren höchsten Wert, um dann ab den Nachtstunden und während der Nacht auf ihr Minimum abzufallen. Wenn das Körperkern-Temperaturminimum erreicht ist, der sogenannte Nadir, der tiefste Punkt der Kurve, dann ist die Stunde null auf unserer inneren Uhr. Und diese Stunde null ist der Dreh- und Angelpunkt für die Phasen-Reaktions-Kurve.

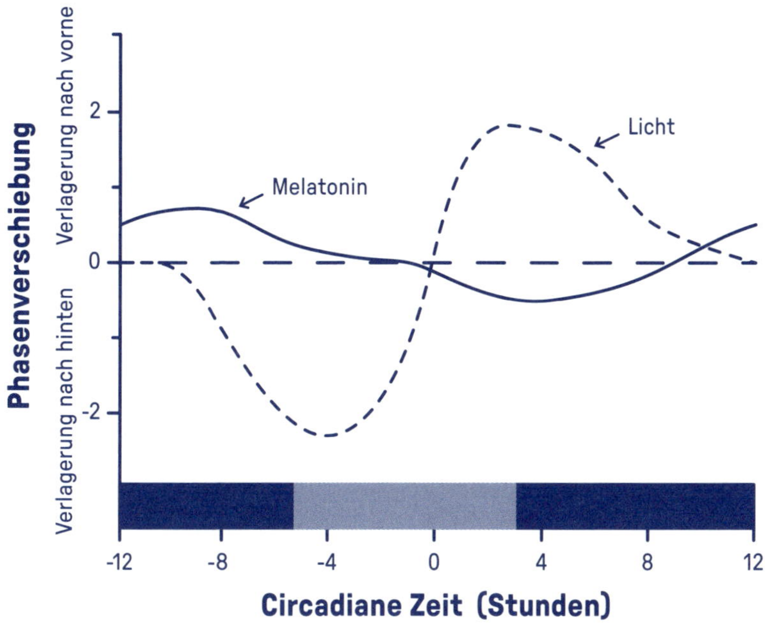

Die Phasen-Reaktions-Kurven auf Licht und Melatonin: Der circadiane Zeitpunkt 0 ist zum Zeitpunkt des Körperkern-Temperaturminimums erreicht.
Wenn wir vor dem Erreichen dieses Punkts Licht ausgesetzt sind, führt das zu einer Verschiebung des circadianen Rhythmus nach hinten und wirkt wie ein später Sonnenuntergang. Eine Lichtexposition nach dem Erreichen des Temperaturminimums führt zu einer Vorverlagerung der circadianen Phase und wirkt wie ein früher Sonnenaufgang.
Für Melatonin gilt das Gegenteil: Zu Beginn der Nacht beschleunigt es den circadianen Rhythmus, nach dem Erreichen des Temperaturminimums des Körpers verzögert Melatonin den circadianen Rhythmus.

Wenn wir soeben aus Amerika zurückgekehrt sind, aus dem Flugzeug steigen, und dabei Tageslicht oder helles Licht auf die Netzhaut unserer Augen fällt, passiert dies vor dem frühmorgendlichen Minimum der Körperkerntemperatur, die ja noch sozusagen auf Amerika eingestellt ist. Somit hat sie ihr Minimum nicht – wieder auf die Uhrzeit in Europa bezogen – in den frühen Morgenstunden, sondern bereits am Abend. Das Licht bringt die innere Uhr durcheinander, die den Lichteinfall zu dieser Stunde – bezogen auf die innere Uhr – als verspäteten Sonnenuntergang deutet. Das verlängert aber wieder die Verlaufsdauer der 24-Stunden-Kurve und somit den Tag. Und das bringt uns total durcheinander. Unsere innere Uhr denkt, wir würden einen extrem langen Tag erleben. Das circadiane System kann sich dann nicht in die „richtige" Richtung – nämlich rückwärts – verschieben. Statt sechs Stunden rückwärts geht es 18 Stunden vorwärts. Das ist der Grund, warum viele Amerika-Rückreisende manchmal lange brauchen, sich wieder in unsere Zeitzone zu integrieren.

Was können wir nun konkret tun, um den Jetlag zu bekämpfen oder die Auswirkungen zu minimieren?

Erstens kann ein wenig Geduld helfen. Manche Chronobiolog*innen sprechen davon, dass wir pro Zeitzone, also pro Stunde Jetlag, einen Tag zur Umgewöhnung brauchen. Ob es in jungen oder späteren Jahren leichter ist, dazu gibt es widersprüchliche Angaben. Man muss sich also klarmachen, dass der Jetlag – übrigens ebenso wie die Umstellung auf Sommerzeit, wenn auch in geringerem Maße – ein starker Eingriff in die autonome Regulation unseres Köpers ist und daher nicht spurlos bleibt.

Zweitens können wir unseren Schlafdruck nutzen. Wenn der Tag bei Reisen kürzer wird und wir subjektiv gesehen zu früh ins Bett müssen, können wir vor der Reise einfach früher als gewohnt aufstehen, um den Schlafdruck nach der Ankunft zu erhöhen. Dann sind wir auch früher als gewohnt müde. Auch wenn es schwerfällt: Die Belohnung für die Überwindung ist eine höhere Wahrscheinlichkeit, früher einzuschlafen und besser durchzuschlafen.

Drittens können wir das Licht aktiv für uns nutzen. Diese Empfehlung wird leider selten gegeben und selten berücksichtigt, weil sie etwas kompliziert ist – aber es lohnt sich. Für unseren circadianen Rhythmus ist es wichtig, vor dem individuellen Körpertemperaturminimum, das heißt meist fünf Uhr morgens, keinem hellen Licht ausgesetzt zu sein, wenn wir nicht wollen, dass sich der circadiane Rhythmus nach hinten verschiebt, die innere Uhr also vorgestellt wird. Denn Licht auf die Netzhaut vor dem Körpertemperaturminimum wird als später Sonnenuntergang verstanden. Bei Flügen nach Westen ist das für die meisten etwas einfacher. Bei Ostflügen zurück von Boston nach Wien oder Berlin sind wir womöglich gleich morgens bei der Ankunft dem Sonnenlicht ausgesetzt, während es nach unserer noch auf Boston eingestellten inneren Uhr erst drei Uhr früh ist. Und wirkt das Sonnenlicht vor unserem Körpertemperaturminimum, so verschiebt es unsere innere Uhr nach hinten. Noch stärker ist der Effekt natürlich, wenn man nicht von Boston nach Europa fliegt, sondern von San Francisco an der US-amerikanischen Westküste aus.

Ein kleiner Trick: Wir können diesen unerwünschten Effekt ein wenig mildern, indem wir eng anliegende, stark verdunkelnde Sonnenbrillen (in der Art von Gletscherbrillen) oder Blaulichtfilter-Brillen mit orangefarbenen Gläsern tragen. Bei

Passkontrollen und Zoll- und Security-Checks ist eine orangefarbene Brille eventuell unproblematischer als eine sehr dunkle Brille, die man mit großer Wahrscheinlichkeit aus Sicherheitsgründen absetzen muss. Allerdings muss man vielerorts auch für normale Ein- und Ausreiseformalitäten ohnehin jegliche Brillen absetzen, zumindest für die Fotos, die dabei gemacht werden.

2.8. DIE SCHLAFRHYTHMEN IM LAUF DES LEBENS

Wir verbringen ein Drittel unserer Zeit schlafend. Aber Schlaf ist nicht gleich Schlaf, er verändert sich im Laufe des Lebens.

Säuglinge und Kinder

Eltern haben es am eigenen Leib erfahren: Neugeborene haben noch keinen endogenen Rhythmus. Erst mit vier bis sechs Monaten passen sie sich dem Rhythmus der Familie an. Es gibt auch Babys und Kleinkinder, die nach dem Aufwachen nur wieder einschlafen können, wenn sie herumgetragen oder herumgefahren werden. Sie sind nicht schlafgestört, es liegt vielmehr an Assoziationen, die sich gefestigt haben: Die Babys und Kleinkinder haben sich einfach an das angenehme Schaukeln gewöhnt.

Etwa 20 bis 30 Prozent der Kinder haben Schwierigkeiten, einzuschlafen und durchzuschlafen. Dahinter steckt in den meisten Fällen keine Krankheit, sondern schlafbezogene Assoziationen, also Situationen, Handlungen, Umgebungen, die mit dem Zubettgehen verbunden werden, oder Probleme bei der Festlegung und Einhaltung von Schlafenszeiten.

Genau wie Erwachsene profitieren Kinder von einem Rhythmus der immer gleichen Bettgeh- und Aufstehzeiten. Über die richtige Behandlung von Schlafstörungen bei Kindern gibt es aber so manche Kontroversen. Besonders umstritten waren die Empfehlungen des amerikanischen Kinderarztes Richard Ferber. Ich hatte ihn auf Konferenzen kennengelernt, ein ausgesprochen netter und liebenswürdiger Mensch.

Ich las sein Fachbuch „Principles and Practice of Pediatric Sleep Medicine“, ein sehr solides und seriöses Werk. Umstritten war sein – an ein breiteres Publikum adressiertes – Sachbuch mit dem Titel „Solve Your Child's Sleep Problems“, zu Deutsch „Jedes Kind kann schlafen lernen“.

Das Problem: Ferbers differenzierte Empfehlungen wurden in den Medien vereinfacht und verkürzt dargestellt. Es hieß, er traumatisiere Kinder, seine Empfehlung sei radikal. Er befürwortete ein Training, bei dem Säuglinge schrittweise lernen sollen, allein einzuschlafen. Sein Ansatz wirkte befremdlich und herzlos auf viele Eltern, die ihre Kinder liebevoll und bedürfnisorientiert erziehen wollten – besonders, wenn es grob vereinfacht und verkürzt wiedergegeben wurde. Verständlicherweise, denn wie es mir hoffentlich auch in diesem Buch zu zeigen gelingt, ist Schlaf nicht etwas, das man durch äußeren Zwang erreichen kann. Ganz im Gegenteil. Auch wir Erwachsene können nicht einschlafen, wenn wir nicht müde sind. Verständlicherweise hoffen viele Eltern, dass ihre Kinder schlafen, wenn sie selbst ihre Ruhe brauchen.

Zur Entspannung der Lage hilft vielleicht ein Blick über den Tellerrand: Soll-Schlafenszeiten von Kindern variieren auch von Kultur zu Kultur. In vielen Regionen, zum Beispiel in Südamerika und Südeuropa, ist es ganz normal, dass kleine Kinder auch in den späteren Abendstunden noch auf sind.

Jugendliche

Eltern von manchmal übelgelaunten, oft auch noch schlafdeprivierten Teenagern wissen es vielleicht: Jugendliche tendieren dazu, zu Spätmenschen zu mutieren. Das liegt an dem sogenannten „Phase Delay“: In der Pubertät verschiebt sich der circadiane Rhythmus nach hinten. Auch Jugendliche, die als Kinder Frühaufsteher waren, sind morgens womöglich schwieriger aus dem Bett zu bringen. Wenn Eltern einem Teenager sagen: „Du gehörst um neun ins Bett, sonst kommst du nicht auf deine zehn Stunden Schlaf“, ist das ein aussichtsloser Kampf. Wir können uns – und andere – nicht zum vorzeitigen Schlafen zwingen.

Leider steht diese Erkenntnis oft im Gegensatz zu den Schulanfangszeiten. In der Schweiz beginnt die Schule beispielsweise mancherorts um sieben Uhr. Verschärft wird die Situation für Jugendliche, die einen langen Schulweg haben und deswegen noch früher aufstehen müssen. Studien zeigen, dass vor allem Jugendliche von einem späteren Unterrichtsbeginn profitieren würden. Sie könnten länger schlafen, wären gesünder und besser gelaunt – und besonders in der ersten Schulstunde auch aufmerksamer.

MYTHOS: Um genügend Schlaf zu kriegen, müssen Jugendliche abends früher schlafen gehen.

RICHTIG: Das wird nicht funktionieren. Wenn ihre innere Uhr noch nicht auf Schlaf eingestellt ist, kann das mit dem Einschlafen kaum gut klappen.

Leider haben wir es bislang verabsäumt, Arbeitswelt und Öffnungszeiten so abzustimmen, dass diese mit den Bedürfnissen der Jüngeren und den Betreuungspflichten der Eltern vereinbar sind.

Senior*innen

Um den Schlaf im Alter ranken sich viele Mythen und falsche Vorstellungen. Zum Beispiel: Ältere Menschen brauchen weniger Schlaf. Und: Schlechter Schlaf im Alter liegt immer am Alter selbst.

Es gilt Ähnliches wie bei den weiblichen Wechseljahren: Oft werden Krankheiten oder Symptome auf schlechten Schlaf geschoben, in Wahrheit steckt etwas anderes dahinter. Daraus können ernste Probleme entstehen, beispielsweise wenn eine Depression oder eine Schlafapnoe nicht erkannt wird.

Auch Einsamkeit oder mangelnde Fitness können Faktoren sein, die Schlafprobleme hervorrufen oder verstärken. Viele legen sich tagsüber hin und bleiben lange im Bett liegen, weil die Tage eh lang oder eintönig sind. Im Fernsehen kommt auch nichts Gescheites, oder man versteht den Fernseher nicht mehr so gut. Der Haken daran: Abends ist man womöglich umso weniger müde. Irgendwann leidet auch das Vertrauen in den eigenen Schlaf generell.

Weniger Schlaf brauchen wir im Alter nicht, es gibt aber trotzdem einiges, das sich im höheren Alter verändert: Wenn das Gehirn altert, ist der Schlaf weniger konsolidiert. Das heißt, er ist nicht mehr so stabil.

Frühere Messungen, die gelegentlich noch zitiert werden, haben ergeben, dass die Schlaftiefe im Alter abnimmt. Konkret geht es um das Tiefschlafstadium N3: Es ist dadurch charakterisiert, dass eine bestimmte Menge von Wellen mit einer bestimmten Höhe (Amplitude) vorhanden ist. Im Alter nehmen diese Amplituden ab. Womöglich hat das Ergebnis dieser Messungen aber einen anderen Grund: Beim EEG werden die Gehirnstromwellen von der Schädeldecke beziehungsweise von der Kopfhaut abgeleitet. Wenn wir altern, schrumpft das Gehirn ein wenig, der Abstand zur Schädeldecke nimmt zu, und zwischen der Gehirnrinde und der Schädeldecke befindet sich mehr Flüssigkeit. Das kann bewirken, dass die Amplituden der Wellen weniger hoch sind.

Mittlerweile gibt es neue Methoden zur genaueren Bestimmung der Schlaftiefe oder Schlafintensität. Auch unser Labor forscht dazu und konnte zeigen, dass man mit Methoden des maschinellen Lernens bei der Analyse der Schlaftiefe gesundes Altern besser voraussagen kann als mit traditionellen Schlaf-Scoring-Methoden.

Wenn ältere Menschen bislang eher Abendmenschen oder neutrale Typen waren und sich plötzlich in Richtung Morgenmenschen entwickeln, könnte das auf ein höheres Demenzrisiko deuten, so eine jüngere Studie. Allerdings ist dies noch umstritten. Andere Studien zeigen zum Beispiel, dass besonders bei älteren Menschen, bei denen wenig Bewegung mit einer Präferenz zu Nachttypen einhergeht, das Demenzrisiko höher ist. So oder so: Schlaf und ausreichend Bewegung sind jedenfalls essenziell.

2.9. DER SOZIOÖKONOMISCHE STATUS

Dass Gesundheit stark mit dem sozioökonomischen Status zusammenhängt, ist bekannt. Das gilt ganz besonders auch für den Schlaf: Wer in einer angenehmen Umgebung lebt, hat in der Regel auch bessere Voraussetzungen für einen guten Schlaf. Viele der Tipps, die wir in Kapitel 5 noch kennenlernen werden, sind schwer oder gar nicht umzusetzen, wenn es die Wohnumgebung nicht zulässt, oder wenn die zum Überleben nötigen mehrfachen Jobs, womöglich noch in Schichtarbeit, zu wenig Zeit übrig lassen oder zu ungünstigen Schlafenszeiten zwingen.

Oft ist schlechter Schlaf der erste Schritt für eine schlechtere Gesundheit, wie wir in diesem Buch noch sehen werden. Die amerikanische Schlafexpertin Eve Van Cauter bezeichnet den Schlaf als Vermittler der Beziehung zwischen sozioökonomischem Status und Gesundheit.

Eine große Studie in Sao Paolo hat zum Beispiel gezeigt, dass obstruktive Schlafapnoe bei Frauen mit niedrigem sozioökonomischen Status häufiger auftritt als im Schnitt der Bevölkerung. Die Erkrankung tritt, so die Studie, tendenziell häufiger bei Menschen auf, die nicht erwerbstätig sind. Vergleicht man berufstätige und nicht berufstätige Frauen, sind die Unterschiede noch größer.

Das gilt natürlich auch für Kinder: Wie ein Kind schläft, hängt entscheidend davon ab, in welchem sozioökonomischen Umfeld es aufwächst. Kinder in Familien mit schwieriger finanzieller Situation haben schlechtere Chancen, zu gutem Schlaf zu kommen, weil das Schlafumfeld ungünstig ist. Bei ihnen ist es öfter zu laut, zu hell oder im Sommer zu heiß. Ganz abgesehen von Streit oder Alkoholproblemen der Eltern – die natürlich in jeder sozialen Schicht vorkommen können –, mit allen negativen Folgen für ihr Wachstum und ihre körperliche sowie psychische Gesundheit.

Auch bei älteren Menschen wirkt sich Armut auf den Schlaf und damit auf die Gesundheit aus. Viele alte Menschen leben allein, und immer mehr von ihnen müssen aus Sparsamkeit auf das Heizen ganz verzichten oder können die Wohnung nicht warm genug halten. Wer dann schon um 20 Uhr ins Bett geht, weil es dort wärmer ist, ist vielleicht um vier Uhr früh schon wieder wach.

Hier kann aber auch mit vergleichsweise wenig Einsatz sehr viel erreicht werden für die Gesundheit der breiten Bevölkerung. Eine Studie, die in fünf Slums rund um Buenos Aires durchgeführt wurde, hat gezeigt: Schon eine minimale Verbesserung der Wohnqualität kann die Schlafqualität und die Lebensqualität der Bewohner*innen erheblich verbessern.

Nun, da die Bedeutung des Schlafs für die Gesundheit des Einzelnen und natürlich auch der Bevölkerung stärker in das allgemeine Bewusstsein dringt, besteht neue Hoffnung auf einen Wandel. Dazu wäre es auch wichtig, der Vermittlung von Wissen über guten Schlaf in Schulen, an Universitäten, in der Ausbildung von Health Professionals, aber auch ganz allgemein eine größere Priorität einzuräumen. Schließlich ist gesunder Schlaf einer der effektivsten Hebel für die Gesundheit der Bevölkerung, mit dem man viel bewirken kann.

3
SCHLAFMANGEL UND SEINE FOLGEN

Stellen wir uns einen Konferenzraum vor. Eine Gruppe von Entscheidungsträger*innen führt eine nicht enden wollende Verhandlung mit weitreichenden Konsequenzen. Aber auf dem Tisch stehen keine Getränke. Es ist nicht einmal erlaubt, hinauszugehen und einen Schluck Wasser zu trinken. Sie müssen 20 Stunden ausharren, ohne Flüssigkeit zu sich zu nehmen.

Solch ein Szenario ist natürlich undenkbar. Aber nicht viel besser machen wir es mit dem Schlaf. Wir haben uns daran gewöhnt, dass Menschen in wichtigen Positionen mit wenig Schlaf auskommen sollen. Etwa Politiker*innen, die jederzeit einsatzbereit sein sollen, auch wenn das öfter mal bedeutet, eine Nacht durchzuverhandeln. Wir gehen davon aus, dass endlose Überstunden eben zum Leben dazugehören, wenn Menschen in bestimmten Positionen sind. Problematisch ist das nicht nur, weil es für die Betroffenen unangenehm ist und es auf die Dauer ihre Gesundheit ruiniert. Ausgeschlafene Entscheidungsträger*innen wären auch in unser aller Interesse, in der Politik ebenso wie in anderen Berufsfeldern.

Auch im Krankenhaus als Arbeitsplatz ist der Schlafmangel folgenschwer. Studien haben gezeigt, dass zum Beispiel die Fehlerrate beim Erkennen von Herzrhythmusstörungen ebenso steigt wie Zahl der Aufmerksamkeitsfehler, der Selbstverletzungen und der diagnostischen Fehler. Bei Chirurg*innen wiederum beeinträchtigt der Schlafmangel die manuelle Geschicklichkeit. Das gilt sowohl für simulierte Operationen als auch für verschiedenste chirurgische Prozeduren von Bauchspiegelungen bis hin zu augenärztlichen Operationen. Ab 16 Stunden Dienst steigt die Fehlerrate an, ab der zwanzigsten Stunde sehr deutlich. Das liegt auch daran, dass unsere räumliche Wahrnehmung schlechter wird, wenn wir an Schlafentzug leiden.

Das hat dazu geführt, dass in vielen Ländern die Arbeitszeiten für Mediziner*innen sukzessive strenger geregelt wurden.

Wir leben in einer allgemein akzeptierten und manchmal sogar heroisch überhöhten Kultur des Schlafmangels, in der es normal ist, die Belastungen durch zu wenig Schlaf kleinzureden. Die Aussage „Ich habe gar keine Zeit zum Schlafen" soll nicht selten auch bedeuten, wie beruflich wichtig oder sozial aktiv man ist. Zu dieser Kultur des Schlafmangels gehört übrigens auch, dass wir die schädliche Wirkung der Schichtarbeit noch nicht genügend anerkennen.

Aber auch in der nicht schichtarbeitenden Bevölkerung ist Schlafmangel eher der Regelfall als eine Ausnahme. Eine Umfrage der Österreichischen Gesellschaft für Schlafmedizin vor einigen Jahren hat ergeben, dass die Hälfte der österreichischen Bevölkerung sieben Stunden oder weniger schläft.

Natürlich gibt es Unterschiede: Weltweit mit am kürzesten schlafen zum Beispiel Menschen in Südkorea und Japan. Fest steht auch: Im Langzeitverlauf hat die Schlafdauer in den letzten hundert Jahren um etwa eine Stunde abgenommen – die Vergleichbarkeit ist natürlich etwas eingeschränkt, weil man die Schlafdauer vor hundert Jahren noch nicht so systematisch erhob wie heute, die Tendenz zu kürzerem Schlaf steht aber außer Frage.

Das durch die Coronakrise noch populärer gewordene Homeoffice ist auch nicht immer förderlich. Nicht nur die Grenze zwischen Arbeit und Freizeit verschwimmt, sondern oft auch der Unterschied zwischen Tag und Nacht. Für eine Deadline die Nacht zum Tag zu machen ist keine gute Idee, weil sich schon eine Nacht ohne Schlaf negativ auf unsere Gesundheit auswirkt – und auch auf die geistige Leistungsfähigkeit, insbesondere auf die exekutiven Fähigkeiten, also genau jene Funktionen, die man vor einer Deadline brauchen würde.

Leider gilt aber zu wenig Schlaf immer noch als ein Zeichen für High Performance und Macher*innen-Mentalität. Auch bei wissenschaftlichen Konferenzen ist es häufig üblich, nach dem offiziellen Ende des Abendprogramms und des Dinners noch an der Hotel-Bar Deals zu machen und dafür auf einen Teil des Schlafpensums zu verzichten. Das ist ein Phänomen, das man besonders bei Männern beobachten kann, weswegen Frauen in der einschlägigen Karriereberatungspraxis gern geraten wird, doch dabei mitzumachen, um diese – oft entscheidenden – Deals nicht zu verpassen.

MYTHOS: Fleißige und belastbare Menschen brauchen weniger Schlaf.

RICHTIG: Gut ausgeschlafene Menschen sind leistungsfähig.
Und noch etwas: Wer meint, zu den Menschen zu gehören, die ganz wenig Schlaf brauchen, leidet womöglich schon an chronischem Schlafmangel, ohne es zu wissen.

Um den akuten Schlafmangel zu bekämpfen, greifen viele Menschen zu Wachmachern. Vor lauter Pflichterfüllung verzichten sie auch noch auf eine ausreichend lange Ruhezeit. Wir beschneiden uns selbst ein Grundbedürfnis und ein Fundament unserer Gesundheit: Niemand bestreitet, dass gesunde Ernährung und ausreichend Bewegung wichtig sind. Das ist längst Common Sense. Beim Schlaf sind wir noch nicht ganz so weit.

In den nächsten Kapiteln werden wir sehen, wie sich chronischer Schlafmangel auf die Gesundheit auswirkt und welche Langzeitfolgen er hat. Natürlich will die Politik, dass Menschen lange gesund bleiben. Tatsächlich geschieht oft noch viel zu wenig. Würden Regierungen Schlafgesundheit priorisieren und entsprechende Maßnahmen implementieren, hätten sie ein starkes Instrument in der Hand, um die Gesundheit der Bevölkerung zu fördern und zu erhalten. Auch schon mit geringen finanziellen Mitteln kann mit einem Fokus auf die Schlafgesundheit sehr viel erreicht werden.

3.1. SCHLAFMANGEL, SCHLAFENTZUG ODER SCHLECHTER SCHLAF?

Um zu verstehen, welche Folgen zu wenig oder schlechter Schlaf hat, ist es hilfreich, ein paar Begriffe zu klären. Wichtig ist etwa der Unterschied zwischen habituellem Kurzschlaf und Schlafmangel: **Habituelle Kurzschläfer** sind Menschen, die weniger Schlaf benötigen als andere. Habituelle Kurzschläfer sind jedoch vergleichsweise selten. Wie wir bereits erfahren haben, braucht der allergrößte Teil der Menschen zwischen sieben und neun Stunden Schlaf.

Es gibt Studien, die einen Zusammenhang von sehr kurzer Schlafdauer – regelmäßig weniger als 6,5 Stunden – beziehungsweise sehr langer Schlafdauer – regelmäßig mehr als neun Stunden – mit einer erhöhten Sterberate gezeigt haben. Das weist bei kurzer Schlafdauer wahrscheinlich darauf hin, dass es tatsächlich zu wenig ist. Bei sehr langer Schlafdauer hingegen ist womöglich bereits eine andere Erkrankung „im Busch“, die zwar noch nicht diagnostiziert ist, sich aber durch den hohen Schlafbedarf schon manifestiert.

Im Gegensatz zum habituellem Kurzschlaf bezieht sich der Begriff **Schlafmangel** vorwiegend auf das „insufficient sleep syndrome“: Menschen bekommen weniger Schlaf, als sie benötigen. Der Schlafmangel, dessen Ursachen und Folgen wir noch ausführlicher ergründen werden, ist in der *International Classification of Sleep Disorders* als Erkrankung gelistet.

Von **Schlafentzug** oder **Schlafdeprivation** wiederum sprechen wir dann, wenn Schlaf unterdrückt oder verhindert wird: Bei der partiellen Schlafdeprivation bekommen Betroffene zum Beispiel in der zweiten Nachthälfte einfach keinen Schlaf, bei der totalen Schlafdeprivation wird Schlaf komplett verunmöglicht. Und es gibt Fälle, in denen ein bestimmtes Schlafstadium verhindert wird, etwa bei der Tiefschlafdeprivation oder bei der REM-Schlafdeprivation.

Wichtig ist zu unterscheiden, ob eine totale oder partielle Schlafdeprivation akut oder chronisch ist: Wenn man eine ganze Nacht lang nicht geschlafen hat, handelt es sich um eine akute totale Schlafdeprivation. Schläft man hingegen über einige Tage hinweg nur fünf Stunden pro Tag, sprechen wir von einer subakuten partiellen Schlafdeprivation. Und wenn jemand über mehrere Wochen zwar nicht extrem wenig schläft, aber doch weniger, als es das natürliche Schlafbedürfnis verlangen würde – zum Beispiel 6,5 Stunden –, liegt in der Regel bereits eine chronische partielle Schlafdeprivation vor.

Vom Schlafmangel und Schlafdeprivation abzugrenzen – aber in seinen negativen Auswirkungen durchaus vergleichbar

– ist der **Schlaf schlechter Qualität** („low quality sleep"): Hier reicht zwar die Menge des Schlafs aus, allerdings ist seine Integrität gestört. Das kann zum Beispiel an zahlreichen Mikro-Weckreaktionen liegen, an zu vielen Wechseln der Schlafstadien, oder wenn im Laufe der Schlafzyklen die Menge des oberflächlichen Schlafstadiums N1 zu groß ist. Das mag sehr theoretisch klingen, die Auswirkungen sind jedoch massiv, wie Experimente gezeigt haben, bei denen zum Beispiel gezielt der Tiefschlaf gestört wurde, sodass er sich nicht ausprägen konnte. Am nächsten Tag ließen sich zahlreiche Auswirkungen auf den Stoffwechsel feststellen.

Ein letzter Begriff, bevor wir uns den Folgen für Körper und Gehirn zuwenden, ist das sogenannte **Misalignment**: Dieses liegt dann vor, wenn der Schlaf in Bezug auf die äußere Tag-Nacht-Situation zur Unzeit auftritt, oder auftreten muss, etwa bei regelmäßiger Schichtarbeit.

3.2. KEIN SCHLAF IST KEINE OPTION

Elf Tage und 24 Minuten lang blieb Randy Gardner wach. Überwacht wurde der Rekord des 17-jährigen Kaliforniers von dem renommierten Schlafforscher William C. Dement von der Universität Stanford. Vielleicht auch aufgrund seines jugendlichen Alters steckte Randy Gardner den Schlafentzug einigermaßen gut weg, so jedenfalls wurde das Mitte der 1960er-Jahre interpretiert, als das Experiment durchgeführt wurde. Dement berichtete später sogar, Randy Gardner habe ihn am letzten Tag des Versuchs noch beim Flippern geschlagen.

Aber bei genauerer Betrachtung war Randy ohne Schlaf nicht mehr derselbe Mensch. Er hatte Stimmungsschwankungen und fing dauernd Streit an. Er litt an Halluzinationen und Paranoia. Sein Gedächtnis ließ ihn im Stich. Als er am elften Tag von 100 rückwärts herunterzählen sollte, hörte er bei 65 plötzlich auf. Als ihn die Wissenschaftler fragten, warum, antwortete er nur: „Ich habe vergessen, was ich gerade tue." Randy Gardner hat sich in den Tagen nach dem Versuch erholt, berichtete aber Jahrzehnte später, er leide an chronischer Insomnie. Wegen gesundheitlicher Risiken und Folgeschäden akzeptiert das Guinness-Buch der Rekorde übrigens keine Schlafentzugs-Rekorde mehr.

Gardners Rekord wurde danach noch mehrmals geschlagen. Zumindest inoffiziell, denn ohne genaue Überwachung ist Schlafentzug möglicherweise gar keiner. Und selbst bei guter Überwachung gibt es sogenannte „microsleeps", die man nur erkennt, wenn man die Person beispielsweise mit einem EEG überwacht, oder den sogenannten regionalen Schlaf: Teile des Gehirns sind wach, während andere schlummern. Das geht sogar bei geöffneten Augen. Dieses Phänomen gibt es übrigens auch im Tierreich: Vögel oder Delphine haben einen Ein-Hemisphären-Schlaf, bei dem jeweils nur eine Gehirnhälfte schläft.

Wenn man zum Schlafentzug forscht und Experimente „designt", muss man also vieles beachten. Trotz dieser Herausforderungen gibt es mittlerweile sehr viel und sehr gute Forschungen zum Thema Schlafentzug.

Eine Studie zum Zusammenhang zwischen Schlafmangel und Schichtarbeit stammt von Gernot Grömer, dem Direktor des Österreichischen Weltraum Forums (ÖWF), gemeinsam mit unserer Innsbrucker Arbeitsgruppe. In der Wüste von Utah simulierten sie eine bemannte Expedition auf den Mars. Der Name des Experiments lautete „AustroMars". Insgesamt wurden mit den Astronaut*innen der Simulation 20 Experimente in den Bereichen Robotik, Biologie und Medizin durchgeführt. Das schlafmedizinische Ergebnis: Der durch die Expedition und die hohe Arbeitsbelastung bedingte Schlafmangel führte zu stark eingeschränkter Wachsamkeit und Beeinträchtigungen der Kognition. Gemessen wurde kontinuierlich die subjektive und die objektive Schläfrigkeit mit Skalen, dem Pupillenunruheindex (PUI) und Eye-Tracking. Einige der Versuchspersonen zeigten tatsächlich bei mehr als der Hälfte der Messungen tagsüber pathologisch hohe PUIs – ein sehr deutlicher Hinweis auf Schläfrigkeit, ohne dass sie diese Schläfrigkeit auch selbst so eingeschätzt hätten. Das Expeditionsteam, so eine Schlussfolgerung der Studie, war hochmotiviert und hat gar nicht gemerkt, wie schläfrig es schon war.

Viele, die unter der Woche zu wenig schlafen, schlafen dann am Wochenende mehr. Ein wenig können die Folgen eines Schlafmangels, der sich im Laufe der Woche angesammelt hat, durch ein „oversleeping" am Wochenende tatsächlich gemindert werden. Aber: Völlig aufheben kann man sie dadurch nicht. Wir brauchen am Ende jedes einzelnen Tages unsere Nachtruhe.

Unser gesamter Organismus reagiert auf zu wenig Schlaf – unter anderem auch, weil viele Gene rhythmisch aktiv sind. Man könnte auch sagen: Selbst Gene haben einen circadianen Rhythmus. Wenn zum Beispiel der Schlaf auf den Tag verlegt wird, werden ganze 97 Prozent der sonst rhythmischen Gene arrhythmisch, und ein Drittel aller Gene zeigt Veränderungen in ihrem zeitlichen Ausdrucksprofil.

3.3. DER SCHLAF UND DAS IMMUNSYSTEM

Wir wissen: Schon eine Nacht Schlafentzug genügt, um die Anfälligkeit für eine gewöhnliche Erkältung nachweislich zu erhöhen. Besonders deutlich gemacht hat den Zusammenhang zwischen Schlaf und Immunsystem eine Metaanalyse der Arbeitsgruppe um die US-amerikanische Schlafforscherin Eve Van Cauter, die die Auswirkungen von zu wenig Schlaf auf die Bildung von Antikörpern bei einer Impfung untersucht hat: Bei Menschen, die in den Tagen vor einer Impfung nur sechs Stunden oder weniger geschlafen hatten, bildeten sich nach der Impfung weniger Antikörper, die Immunantwort auf die Impfung war also reduziert. Darüber hinaus zeigte sich, dass auch die Dauer des Impfschutzes kürzer war, wenn vor der Impfung zu wenig geschlafen wurde.

Wir sollten also darauf achten, ausgeschlafen zum Impfen zu gehen – und nicht nur in der Nacht direkt davor, sondern in den Tagen rund um eine Impfung herum genug zu schlafen.

3.4. FIT IM KOPF

Zu wenig Schlaf verringert aber auch unsere geistige Leistungsfähigkeit: Ganz besonders leiden unsere Lernfähigkeit darunter, unser Gedächtnis – zum Beispiel das Arbeitsgedächtnis – oder unsere Aufmerksamkeit. Wir können Aufgaben schlechter bewältigen, die hohe geistige Leistungsfähigkeit erfordern, etwa komplexe Entscheidungen treffen, jedoch auch monotone Tätigkeiten schlechter durchführen, zum Beispiel Auto fahren. Eine bekannte Studie des Teams um den australischen Neurowissenschaftler Jean Drummond zeigte schon vor einigen Jahren, dass man nach totaler Schlafdeprivation für eine Aufgabe deutlich mehr Hirnareale aktivieren muss. Das Gehirn muss sich also mehr anstrengen, um Dinge zu tun, die es im ausgeruhten Zustand „mit links" schafft.

Selbst der Sprachfluss, also wie flüssig man spricht, leidet unter Schlafmangel – und unsere Fähigkeiten zur Regulierung der Stimmung und zur angemessenen emotionalen Reaktion auf ein Ereignis. Der Eindruck, dass Menschen nach zu wenig oder schlechtem Schlaf eher schlecht gelaunt sind, trügt also nicht.

Unter Schlafmangel kann aber auch das Umfeld der Betroffenen leiden: Studien der University of California in Berkeley haben gezeigt, dass Schlafmangel sogar unsere Hilfsbereitschaft und unser Sozialverhalten beeinträchtigt: Nach nur einer Nacht mit zu wenig Schlaf verhalten sich Menschen anderen gegenüber weniger hilfsbereit. Je mehr Nächte der Schlaf zu kurz oder schlecht war, desto mehr nahm die Bereitschaft der Proband*innen, anderen zu helfen, ab. In einem dritten Teil der

Studie wurde untersucht, wie sich Schlaf auf Großzügigkeit auswirkt, und es zeigte sich, dass selbst nach einer Nacht mit geringem Schlafmangel die Spendenbereitschaft sinkt.

3.5. SCHLAF, ALTER UND GEHIRN

Wenn wir nicht genug schlafen, altern wir schneller. Messbar ist das zum Beispiel an den Telomeren: Selbst nach kurzer Schlafdeprivation verkürzen sie sich. Aber was sind Telomere eigentlich? In unseren Zellkernen stecken die Chromosomen, die Träger der Erbinformation. Ein Chromosom sieht aus wie ein X. An seinen Enden liegen die Telomere, die wie Schutzkappen funktionieren. Bei jeder Zellteilung werden sie ein wenig kürzer. Sind sie zu kurz, werden auch die Chromosomen instabil und wir altern. Wie schnell sich die Telomere abnutzen, ist individuell und unter anderem genetisch bedingt. Wie viele kurze Telomere wir haben, sagt aber viel über unser biologisches Alter aus. Wie Studien zeigen, ist zum Beispiel eine obstruktive Schlafapnoe oft mit einer kürzeren Länge der Telomere der Leukozyten verbunden.

Aber zu wenig Schlaf oder gestörter Schlaf lässt uns nicht nur schneller altern, er steht auch in Zusammenhang mit neurologischen Erkrankungen. Wir wissen heute, dass Menschen, die im Alter dement werden, häufig schon viele Jahre vor der Diagnose bestimmte Schlafstörungen zeigten, auch wenn sie diese selbst gar nicht bemerkten. Nach einer Reihe von Studien ist dieser Zusammenhang sowohl für zu kurzen Schlaf als auch für objektiv gestörten Schlaf belegt, zum Beispiel fragmentierten Schlaf, der sich im Aktometer zeigt. In letzter Zeit wurde auch darüber diskutiert, ob eine gestörte Schlafstruktur oder zu kurzer Schlaf ein früher Hinweis auf eine neurodegenerative Erkrankung sein könnte. Eine Reihe älterer Studien zeigte einen solchen Zusammenhang, demnach würden beispielsweise Schlafstörungen oder Insomnie-Beschwerden das Risiko erhöhen. Allerdings handelte es sich in diesen Studien immer nur um Assoziationen, also um ein gemeinsames Auftreten von gestörtem oder zu kurzem Schlaf und den Erkrankungen: Ein kausaler Zusammenhang lässt sich daraus noch nicht konstruieren.

Erst in letzter Zeit gibt es Studien mit neuen statistischen Techniken, die auch etwas über Kausalität aussagen können. Hier sind die Ergebnisse jedoch noch nicht so deutlich. Eine große europäische Langzeitstudie des Teams um die französische Epidemiologin Séverine Sabia konnte allerdings einen Zusammenhang von Schlafdauer im mittleren Lebensalter und erhöhtem Risiko für Demenz im hohen Lebensalter nachweisen. Konkret zeigte sich bei jenen Menschen, die regelmäßig sechs Stunden oder weniger geschlafen hatten, ein um 30 Prozent erhöhtes Demenzrisiko.

Im Schlaf wird das Gehirn, wie wir bereits erfahren haben, von toxischen Substanzen gereinigt, konkret von toxisch wirkenden Eiweißaggregaten, die sich im Wachzustand anhäufen. Zuerst wurde dieses glymphatische System im Tierversuch im Labor beschrieben. Mittlerweile wissen wir, dass es auch beim Menschen existiert. Eine norwegische Arbeitsgruppe um den Neurowissenschaftler Per Kristian Eide konnte zeigen, dass diese Reinigung nur inkomplett abläuft, wenn man nicht schläft

– und dass sogar nach einer Extranacht Erholungsschlaf Reste von den Substanzen, die eigentlich ausgeschwemmt werden sollten, in vielen Gehirnarealen noch nachweisbar sind.

Eine Studie des Neurologen Joseph R. Winer mit Kolleg*innen an der Universität of California in Berkeley hat außerdem gezeigt, dass Schlafstörungen, insbesondere Störungen des Non-REM-Schlafs, des Tiefschlafs und der Schlafeffizienz, vorhersagen konnten, wie schnell sich Beta-Amyloid-Ablagerungen im Gehirn anhäufen. Die Ablagerung dieses Eiweißes gehört zu den typischen Veränderungen im Gehirn von Alzheimer-Patienten.

Und auch beim Schlaganfall, der in den meisten Fällen durch eine Durchblutungsstörung im Gehirn verursacht wird, konnte eine chinesische Studie einen Zusammenhang mit dem Schlaf zeigen: Bei Menschen mit schlechter Schlafqualität ist das Risiko für einen Schlaganfall höher als bei jenen mit guter Schlafqualität.

3.6. ÜBERMÜDUNG UND UNFÄLLE: FÄHRST DU NOCH ODER SCHLÄFST DU SCHON?

Durch Tirol, wo ich arbeite und lebe, sind viele Urlauber*innen unterwegs in Richtung Süden. Weil viele verständlicherweise ihre Urlaubstage maximal ausnutzen wollen, fahren sie zum Beispiel um zwei Uhr nachts zu Hause in Norddeutschland oder in den Niederlanden los. Meistens haben sie vorher nur ein kurzes Nickerchen gemacht oder manchmal gar nicht geschlafen. Bei einer Pause unterwegs wird ein starker Kaffee getrunken, dann geht es weiter. Doch die Übermüdung steigt.

Wenn man bemerkt, dass man müde wird, sollte man sofort anhalten und ein Nickerchen machen, nicht nur eine Pause – es kann dann nämlich sehr schnell gehen, dass man wirklich einschläft. An unser Schlaflabor werden auch immer wieder Patient*innen zugewiesen, die einen Unfall oder einen Beinahe-Unfall hatten, dessen Hergang auf einen möglichen Sekundenschlaf deutet. Unsere Aufgabe ist es dann herauszufinden, ob es eine mögliche schlafmedizinische Ursache für erhöhte Einschlafneigung am Steuer gibt.

Interessant sind die Parallelen zwischen Schlafdeprivation und Alkohol am Steuer: Eine Nacht Schlafentzug entspricht etwa 0,2 bis 0,5 Promille. Aber es gibt einen entscheidenden Unterschied: Der Alkoholspiegel ist messbar und wird sanktioniert, wenn er zu hoch ist. Bei Müdigkeit kommt es auf die Selbstverantwortung an, also darauf, dass man aufmerksam und ehrlich selbst beurteilt, ob man fahrtüchtig ist oder nicht.

Was noch dazukommt: Wenn jemand schon sehr lange chronisch übermüdet oder erhöht tagesschläfrig ist, etwa bei chronischem Schlafmangel oder unbehandelter obstruktiver Schlafapnoe, kann es sein, dass sich die Person schon so an diesen Zustand gewöhnt hat, dass sie denkt, es sei alles ganz normal, so schlimm sei die Müdigkeit schon nicht.

Was also tun, um unsere Straßen sicherer zu machen? Die Arbeitsgruppe um Professor Barbara Wilhelm an der Universitäts-Augenklinik Tübingen hat dafür einen pupillographischen Schläfrigkeitstests entwickelt. Mittels Pupillographie wird die kontinuierliche Veränderung der Pupillengröße über elf

Minuten gemessen: Bei übermüdeten Personen fluktuiert der Durchmesser der Pupillen deutlich, was der sogenannte Pupillenunruheindex (PUI) anzeigt. Für eine Studie wurde an süddeutschen Raststätten mit freiwilligen Teilnehmenden getestet, wie fit die Fahrer*innen waren. Das ernüchternde Ergebnis: 26 Prozent der Fahrer*innen wiesen grenzwertige, 15 Prozent sogar auffallend schläfrige Werte auf.

3.7. ERNÄHRUNG UND SCHLAF: WARUM MACHT SCHLAFMANGEL DICK?

Der Zusammenhang zwischen Essen und Schlafen stammt wohl aus unserer Zeit als Jäger*innen und Sammler*innen: Es war sinnvoll, dass die Menschen bei Hunger wach waren, da sie ja jagen mussten. Und es hätte gefährlich werden können, wenn sie geblieben wären und geschlafen hätten, bis sie so schwach gewesen wären, dass sie nicht mehr hätten jagen können. Heute ist die Sache mit der Nahrung natürlich anders. Aber unser genetisches Erbe wirkt weiter: Ein komplett leerer Magen hindert uns eher beim Einschlafen.

Seit der Entdeckung und Erforschung des Botenstoffs Hypocretin/Orexin wissen wir auch, woran das liegt. Bestimmte Zellen produzieren diesen Botenstoff in unserem Gehirn, konkret im dorsolateralen Hypothalamus. Isoliert man diese Zellen und legt sie in eine Zuckerlösung, hören sie auf zu „feuern“. Sie werden inaktiv. Man könnte daraus folgern, dass Dinner Cancelling nicht für jede Person eine gute Idee ist.

Die in Österreich und Süddeutschland „Betthupferl" genannte Kleinigkeit direkt vor dem Schlafengehen empfahl schon Peter Hauri, ein 1933 in der Schweiz geborener, in den USA tätiger Psychologe und Schlafforscher, in seinen vielbeachteten Studien und Publikationen zum Thema Insomnie. Peter Hauri schlug zum Beispiel eine Praline vor; eine andere empfehlenswerte Variante wäre für Nicht-Veganer zum Beispiel Honigmilch. Eine mögliche Erklärung: Honigmilch enthält neben Fructose und Glukose, die sich auf die Hypocretin/Orexin-Neuronen auswirken, durch die Milch auch L-Tryptophan, das helfen kann, den Schlaf-Wach-Rhythmus zu regulieren. Hohe Mengen an L-Tryptophan stecken auch in anderen Nahrungsmitteln wie Nüssen. Daraus sollte man aber nicht den Fehlschluss ziehen, dass L-Tryptophan, das als Nahrungsergänzungsmittel verkäuflich ist, sinnvoll sei, denn das bringt wenig bis nichts. Manche können sich vielleicht auch daran erinnern, dass L-Tryptophan-haltige Nahrungsergänzungsmittel 1989 in die Kritik gerieten, weil verunreinigte Chargen zu einem großen Ausbruch einer schweren, teils sogar tödlichen neurologische Erkrankung geführt hatten, des Eosinophilie-Myalgie-Syndroms.

Es gibt auch Menschen, die nachts aufwachen und das Gefühl haben, erst wieder einschlafen zu können, wenn sie eine Kleinigkeit gegessen haben, was natürlich zu unerwünschter Gewichtszunahme führen kann. Dieses sogenannte „Night Eating Syndrome" entwickelt sich gelegentlich infolge einer Insomnie.

Aus zahlreichen Studien wissen wir, dass Menschen nach einer durchwachten Nacht am Folgetag mehr Kalorien zu sich nehmen: ganze 400 bis 1000 Kalorien pro Tag mehr als Ausgeschlafene. Wenn wir unausgeschlafen sind, haben wir nicht nur Heißhunger auf Süßes, sondern generell auf hochkalorische, kohlehydratreiche und fette Lebensmittel. Das wurde übrigens auch schon bei Kindern im Vorschulalter gezeigt. Das liegt unter anderem an zwei Hormonen, die den Stoffwechsel und den Appetit regeln: Leptin und Ghrelin. Leptin meldet dem Gehirn, wie hoch die Körperfettmenge ist, und vermittelt damit das Sättigungsgefühl. Es wirkt wie eine Stimme, die sagt: „Es reicht, du kannst aufhören zu essen, wir haben genug Reserven." Ghrelin wiederum wird direkt im Magen ausgeschüttet und vermittelt Hungergefühl. Wie eine Nachricht: „Mir fehlt Energie, gib mir etwas zum Verheizen." Wenn wir genug schlafen, haben wir ein ausgeglichenes Verhältnis zwischen Leptin und Ghrelin. Bei Schlafmangel dreht sich das Verhältnis um, das heißt, es gibt zu wenig Leptin und zu viel Ghrelin.

Aber nicht nur unser Essverhalten ändert sich, sondern auch unser Einkaufsverhalten. Das haben Forschende an der Universität Uppsala in Schweden untersucht, indem sie normalgewichtige, junge Männer mit und ohne Schlafentzug in den Supermarkt schickten. Das Ergebnis könnte uns zu denken geben: Die müden Männer kauften insgesamt mehr Lebensmittel und der Inhalt ihrer Einkaufswagen enthielt neun Prozent mehr Kalorien als jene der ausgeschlafenen Männer.

Damit nicht genug: Wir essen und kaufen nicht nur mehr, wir nehmen auch schneller zu. Die Forscherinnen Eve Van Cauter und Karine Spiegel waren die Ersten, die diesen Effekt systematisch belegen konnten: Schlafmangel verschlechtert unseren Stoffwechsel und beeinträchtigt unsere Glukosetoleranz. Glukose ist die wichtigste Energiequelle für unser Gehirn. Wer nachts nicht oder zu wenig schläft, kann das Frühstück nicht so verstoffwechseln wie sonst. Selbst junge, gesunde

Menschen haben nach einer Nachtschicht einen Stoffwechsel wie ältere Menschen mit einem Vorstadium von Diabetes.

Dabei nimmt bei zu wenig Schlaf nicht nur das subkutane Fett zu, sondern besonders auch das viszerale Fett, jenes Fett also, das sich in der freien Bauchhöhle befindet und um die inneren Organe legt. Es wurde gezeigt, dass bereits nach kurzer Zeit mit zu wenig Schlaf, beispielsweise nur vier Stunden pro Nacht, die Kalorienaufnahme deutlich zunimmt und auch die viszerale Fettmenge. Dies ist eine schlechte Nachricht für alle, die zu kurz schlafen. Denn das im Bauchinneren eingelagerte Fett, das bis zu einer gewissen Menge natürlich ist und auch wichtig, da es die inneren Organe schützt, wird schädlich, wenn zu viel davon vorhanden ist. Das liegt daran, dass das viszerale Fett besonders stoffwechselaktiv ist, Fettsäuren freisetzt, Hormone ausschüttet und vor allem entzündungsfördernde Botenstoffe absondert. Das zieht zahlreiche negative Folgen mit sich. Die gute Nachricht ist, dass bereits nach zwei Wochen mit normaler Schlafdauer bei übergewichtigen Erwachsenen die Körperfettmenge wieder zurückging, wie die Arbeitsgruppe von Eve Van Cauter ebenfalls zeigen konnte. Das heißt, man kann gegen Übergewicht etwas tun: genug schlafen.

Zahlreiche epidemiologische Studien bestätigen auch die Ergebnisse von Experimenten im Tierversuch oder von Studien mit einer kleinen Zahl an gesunden Menschen, denen zufolge es einen Zusammenhang zwischen höherem Body-Mass-Index und erhöhtem Diabetesrisiko gibt. Die Gründe dafür liegen in Veränderungen im Glukosestoffwechsel, in gesteigertem Appetit und in einem geringeren Energieverbrauch, so das Ergebnis einer Arbeitsgruppe um Kristen L. Knutson und Eve Van Cauter.

Das ist nicht nur wichtig für jene, die gesund bleiben möchten, sondern auch für Menschen, die bereits Diabetes haben: Dieselbe Arbeitsgruppe hat gezeigt, dass der HbA1c-Wert, ein Marker für die Langzeit-Blutzucker-Kontrolle, bei Menschen mit kurzem oder gestörtem Schlaf höher ist. Kurzer oder gestörter Schlaf konnte in der Studie also einen höheren HbA1c-Wert vorhersagen und damit eine schlechtere Einstellung von Typ-2-Diabetes. Praktisch bedeutet das: Wenn der Blutzucker bei Typ-2-Diabetes schlecht einstellbar ist, sollte man also auch nach dem Schlaf fragen, etwa ob sich die Person genug Zeit nimmt zum Schlafen, und gegebenenfalls auch die Schlafqualität untersuchen, da zum Beispiel eine obstruktive Schlafapnoe oft mit Diabetes assoziiert ist.

Es besteht auch ein deutlicher Zusammenhang zwischen Schlaf und Essverhalten bei Kindern und Jugendlichen: Studien haben gezeigt, dass übergewichtige Kinder und Jugendliche eine kürzere Schlafdauer als Normalgewichtige hatten.

Fazit: Der Körper täuscht sich, wenn er unausgeschlafen ist. Wenn wir versuchen, unser Gewicht zu kontrollieren oder zu reduzieren, aber chronisch zu kurz schlafen, werden wir keine guten Erfolge erzielen. Der erste Schritt lautet also: sich genug Zeit nehmen für den Schlaf. Darin steckt übrigens eine gute Nachricht für Sportmuffel: Sich den Wecker zu stellen, um noch früher aufzustehen und morgens Sport zu machen, ist nur dann eine gute Idee, wenn trotzdem sieben bis neun Stunden für Schlaf übrig bleiben. Sport auf Kosten der Schlaf-Zeit zu machen, ist jedenfalls keine gute Idee.

4
SCHLAFSTÖRUNGEN UND SCHLAF-KRANKHEITEN

Als Schlafmediziner*innen befassen wir uns natürlich mit weit mehr Erkrankungen als der Schlaflosigkeit. Die ganze Palette der schlafmedizinischen Erkrankungen und Störungen ist in der Internationalen Klassifikation für Schlafstörungen – ICSD (International Classification of Sleep Disorders) – zusammengefasst, die seit ihrem ersten Erscheinen 1990 regelmäßig überarbeitet und upgedatet wird. Die derzeit gültige Version, die ICSD-3-R, an der auch unsere Forschungsgruppe an der Universitätsklinik für Neurologie in Innsbruck beteiligt war, ist im Juni 2023 erschienen.

Die insgesamt mehr als 90 schlafmedizinischen Erkrankungen, die darin erfasst sind, lassen sich in sechs Gruppen einteilen:

- Insomnien (Schlaflosigkeiten)
- Schlafbezogene Atmungsstörungen (Erkrankungen, bei denen eine Störung der Atmung im Schlaf im Vordergrund steht)
- Hypersomnolenzsyndrome (Erkrankungen mit übermäßigem Schlafbedarf oder abnormer Einschlafneigung tagsüber)
- Circadiane Störungen (sogenannte Störungen der inneren Uhr)
- Parasomnien
- Schlafbezogene Bewegungsstörungen

Diese Klassifikation wird von der American Academy of Sleep Medicine herausgegeben, in ihrer ursprünglichen Form ist sie von den großen regionalen schlafmedizinischen Gesellschaften in den USA, Lateinamerika, Europa und Asien gemeinsam konzipiert worden. Sie wurde auch in die neue Klassifikation der gesamten Erkrankungen der WHO (International Classification of Diseases, ICD-11) aufgenommen, von der bereits die Rede war. Da die einzelnen Erkrankungen teils sehr komplex, teils selten sind, werde ich hier nur im Sinne eines ersten Überblicks auf sie eingehen – wer befürchtet, unter einer Schlafstörung oder -krankheit zu leiden, sollte wie bei allen anderen Erkrankungen auch auf keinen Fall eine Selbstdiagnose und Selbstmedikation vornehmen, sondern ärztliche Expertise suchen.

4.1. INSOMNIEN

Seit Beginn der Geschichtsschreibung berichten Menschen über Probleme mit dem Ein- und Durchschlafen. Auch ein zu kurzer Schlaf und ein unruhiger oder in anderer Weise schlechter Schlaf trotz eigentlich guter Schlafbedingungen zählt zu den Insomnien.

Aber Schlaflosigkeit ist nicht zwingend eine Erkrankung. Die Internationale Klassifikation für Schlafstörungen bezeichnet die schlafmedizinische Erkrankung als „**Insomnia Disorder**“, um sie von Symptomen der Insomnie zu unterscheiden. Dies ist eine wichtige Unterscheidung: Wer nur gelegentlich schlecht schläft, leidet nicht unbedingt unter der Erkrankung Insomnie, für die bestimmte Kriterien erfüllt sein müssen. Im Detail wird es noch ein wenig komplexer, denn es gibt im Wesentlichen eine chronische und eine kurzzeitige Form.

Die wichtigsten Merkmale einer Insomnie sind Probleme beim Einschlafen, Probleme beim Durchschlafen, die trotz adäquater Schlafumgebung auftreten und die mit Beschwerden tagsüber einhergehen. Gerade die Beeinträchtigung tagsüber ist wesentlich für die Diagnosestellung einer Insomnie.

Die Zahl der Betroffenen ist hoch: Manchen Schätzungen zufolge leidet bis zu jede*r Zehnte an chronischer Schlaflosigkeit. Vorübergehender schlechter Schlaf – also vorübergehende Symptome von Schlaflosigkeit – tritt noch viel häufiger, bei rund einem Drittel der Bevölkerung, auf.

Wenn jemand schlecht schläft, ist es also zuerst notwendig abzuklären, ob diese Schlafstörung wirklich für sich allein steht, oder ob sie im Zuge einer anderen Erkrankung auftritt. Eine Schlafstörung kann zum Beispiel auch eine Folge von bestimmten Medikamenten sein, die eingenommen werden, oder sie kann infolge von medizinischen, neurologischen oder psychiatrischen Erkrankungen auftreten. Wenn dies der Fall ist, steht zunächst die bestmögliche Behandlung der jeweiligen Grunderkrankung im Vordergrund, erst dann die Therapie der Insomnie.

Für die Diagnose einer Insomnie ist ein weiterer Punkt zu beachten: Manche anderen schlafmedizinischen Erkrankungen gehen oft mit ausgeprägter Schlaflosigkeit einher, insbesondere das Restless-Legs-Syndrom, schlafbezogene Atmungsstörungen und circadiane Störungen – hier wäre es verkürzt, von der Schlafstörung einfach auf die Erkrankung Insomnie zu schließen, vielmehr ist abzuklären, was dem schlechten Schlaf zugrunde liegt. Auch die Behandlung ist eine andere, nicht zuletzt, weil in diesen Fällen die Insomnie oft deutlich gebessert wird oder verschwindet, wenn die jeweilige Grunderkrankung behandelt ist.

Früher wurde zwischen einer „primären Insomnie" und Unterformen wie zum Beispiel einer „Insomnie durch schlechte Schlafhygiene" oder einer sogenannten „paradoxen Insomnie" unterschieden. Solche Einteilungen – die noch immer gelegentlich zu hören oder zu lesen sind – wurden aber aufgegeben, auch weil sich bei langdauernden Schlafstörungen oft weitere Symptome einschleichen, etwa eine Schlaffehlwahrnehmung, nächtliches Essen und Trinken, oder zu viel Zeit, die als Folge der wahrgenommenen Schlafstörungen im Bett verbracht wird. Diese Formen sind nur noch als Insomnieuntertypen anerkannt. Da es also Insomnien mit verschiedenen Charakteristika gibt, hat man sich geeinigt, statt vieler Untertypen nur noch von chronisch und nicht chronisch zu sprechen.

Für die Behandlung von Insomnien hat sich eine Form der kognitiven Verhaltenstherapie als vielversprechend erwiesen, die Cognitive Behavioral Therapy for Insomnia, abgekürzt CBT-I. Leider ist diese oft noch nicht flächendeckend verfügbar, aber das Behandlungsangebot steigt. Klassische Schlafmittel, auf die ich noch eingehen werde, haben leider oft unerwünschte Nebeneffekte, sie interagieren zum Beispiel unter Umständen mit anderen Medikamenten, verlieren bei Gewöhnung ihre Wirkung oder führen sogar zu Abhängigkeiten. Auch manche andere Medikamente, die schlafanstoßend wirken sollen, haben Nebenwirkungen oder nur einen begrenzten Effekt.

4.2. SCHLAFBEZOGENE ATMUNGSSTÖRUNGEN

Unter den zahlreichen schlafbezogenen Atmungsstörungen ist eine mit Sicherheit die bekannteste, wenngleich nicht mit ihrem Namen: die **obstruktive Schlafapnoe**, abgekürzt OSA. Die Betroffenen schnarchen oft sehr laut und unregelmäßig, unterbrochen von Atemaussetzern, die von einem oft explosiven Wiedereinsetzen der Atmung beendet werden. Dies kann hunderte Male pro Nacht auftreten und geht häufig einher mit vorübergehenden, aber deutlich messbaren Abfällen der Sauerstoffsättigungen im Blut, mit deutlichen Verlangsamungen und Beschleunigungen der Herzfrequenz oder Herzrhythmusstörungen, mit wiederkehrenden, kurzen Weckreaktionen, mit einer Verminderung der Schlaftiefe und vielem mehr.

Der Übergang zwischen einfachem **Schnarchen** – ohne Atemaussetzer, ohne Sauerstoffabfälle, das in der Regel leiser ist – und einem obstruktiven Schnarchen, das sich manchmal auch als „Crescendo-Schnarchen" manifestiert, ist fließend. Bei Letzterem kommt es zu zunehmend höherem Widerstand in den oberen Atemwegen, bis hin zu deren komplettem transitorischen Verschluss, der zu schwerer Beeinträchtigung der Atmung im Schlaf führt.

Gerade wenn sich die Erkrankung klassisch manifestiert, wird sie gemeinhin oft mit übergewichtigen Männern in Verbindung gebracht, insbesondere mit Männern mit großem Halsumfang. Das liegt unter anderem daran, dass Männer Fettdepots auch in die Halsweichteile einlagern, die zur Verengung der Atemwege führen. Die obstruktive Schlafapnoe tritt jedoch auch bei Frauen auf, etwa hormonbedingt nach den Wechseljahren, und auch nicht so selten bei besonders schlanken Personen, die anlagebedingt kleine Atemwege oder bestimmte Besonderheiten in der Kiefer- und Gesichtsform haben.

Auch manche Medikamente können zu schlafbezogenen Atmungsstörungen beitragen, etwa solche, die als Nebenwirkung zu einer Muskelentspannung führen wie die als Schlafmedikamente oder als Angstlöser verwendeten Benzodiazepine, oder manche starken Schmerzmedikamente (Opiate), die die Steuerung der Atmung im Schlaf beeinflussen.

Bekanntlich hat auch Alkohol eine negative Auswirkung auf die Atmung im Schlaf, da er sich auf die Weckschwelle und den Muskeltonus auswirkt. Das kann beispielsweise dazu führen, dass jemand, der ohne Alkoholgenuss lediglich ein kräftiges Schnarchen aufweist, nach Konsum einer größeren Menge Alkohol plötzlich manifeste Atemaussetzer hat.

Bei schnarchenden Kleinkindern wiederum denkt man häufig erst einmal an vergrößerte Rachen- und Gaumenmandeln oder Polypen – aber das ist nicht die einzige Ursache. Generell schnarchen Kinder viel seltener als Erwachsene. Tun sie es doch, sollten Eltern unbedingt zum Arzt gehen. Denn Schnarchen kann bei Kindern zu Veränderungen im Gesichtswachstum führen, und es wirkt sich negativ auf ihre schulischen Leistungen und Lernerfolge aus.

Wie bei Erwachsenen ist auch bei größeren Kindern Übergewicht eine häufige Ursache einer obstruktiven Schlafapnoe. Wichtig ist bei allen Altersklassen und Personengruppen: Von einfachem und harmlosem Schnarchen sollte man erst sprechen, wenn das Auftreten von Atemaussetzern tatsächlich ausgeschlossen ist. Das gilt insbesondere für Personen, die über nicht erholsamen Schlaf klagen, oder die eine erhöhte Tagesschläfrigkeit, eine relevante Herzkreislauferkrankung oder nächtlichen Bluthochdruck aufweisen.

Anders als bei der obstruktiven Schlafapnoe ist die Ursache der sogenannten **zentralen Schlafapnoe** nicht die mechanische Behinderung des Luftflusses der oberen Atemwege im Schlaf, sondern eine Störung des zentralen Atemantriebes, sozusagen eine Störung des regelmäßigen, vom Gehirn gesteuerten Atemimpulses. Dies kann als Folge von schweren Herzerkrankungen auftreten, aber auch bei der Einnahme von bestimmten Medikamenten, etwa starken Schmerzmitteln wie Opiaten. Eine Sonderform der zentralen Schlafapnoe ist die periodische Atmung im Schlaf, die sich beim Aufstieg in große Höhen entwickelt und auch für Reisende bei Trekkingtouren in Hochgebirgen ein Thema wird. Das Phänomen der periodischen Atmung im Schlaf in der Höhe ist schon lange bekannt, jedoch verstehen wir erst seit Kurzem die Mechanismen und Auswirkungen besser, wie die Arbeitsgruppe am Forschungszentrum Eurac Research um Christoph Siebenmann in Kooperation mit unserer Arbeitsgruppe an der Medizinischen Universität Innsbruck derzeit untersucht.

Es gibt auch Erkrankungen, bei denen nicht der Widerstand in den oberen Atemwegen und auch nicht der zentrale Atemantrieb, sondern die Belüftung der Lunge im Schlaf gestört ist. Bei manchen Erkrankungen ist im Schlaf, unter Umständen aber auch dauernd die Sauerstoffsättigung zu niedrig.

Eine interessante Unterform der schlafbezogenen Atmungsstörungen ist das sogenannte **Schlafstöhnen**. Hier kommt es häufig bei ganz gesunden und oft auch jüngeren Personen zu lautem Stöhnen, das die Ausatmung begleitet. Der medizinische Fachbegriff Katathrenie stammt aus dem Altgriechischen und trägt dem seltsamen, manchmal wie aus einer anderen Welt klingenden Charakter dieses Schlafstöhnens sehr gut Rechnung, bedeutet er doch Klagelied.

Der sogenannte **Stridor**, eine weitere Unterform der schlafbezogenen Atmungsstörung, wird manchmal auch als eine Art von Schnarchen interpretiert, hat jedoch einen anderen Klang und beruht auf einer anderen Ursache: Hier ist die Funktion der Stimmlippen im Schlaf gestört, sodass die Atemluft nicht ungestört hindurchstreichen kann und es während der Ein- oder Ausatmung zu einem oft sehr lauten, rauen Geräusch kommt, das auf einer höheren Tonlage angesiedelt ist als das Schnarchen. Der Stridor tritt allerdings nicht häufig auf – wenn, dann beispielsweise im Rahmen sehr seltener neurologischer Erkrankungen wie der Multisystematrophie (MSA) oder der Anti-IgLON5-Erkrankung, einer erst seit wenigen Jahren bekannten schlafmedizinischen Erkrankung, die autoimmune und neurodegenerative Charakteristika zeigt.

Manchmal als vermeintliche Schlafapnoe interpretiert wird der schlafbezogene **Laryngospasmus**, der vom Stridor zu unterscheiden ist und oft zu einer kurzen Blockade der Atmung im Schlaf führt. Obwohl diese Blockade oft nur wenige Sekunden dauert, kann sie eine Weckreaktion zur Folge haben mit dem Gefühl, beinahe erstickt zu sein.

Wie bei anderen schlafmedizinischen Erkrankungen auch gibt es nicht die eine Behandlung für die insgesamt mehr als 20 schlafbezogenen Atmungsstörungen. Selbst bei der häufigsten, der obstruktiven Schlafapnoe, gibt es ganz unterschiedliche Therapieansätze. Sie hängen etwa davon ab, in welchem Schlafstadium die Störung auftritt, oder – wenn auch in geringerem Maße – in welcher Körperlage. Und natürlich davon, wie schwer die Atmungsstörung ausgeprägt ist, wie alt die Person ist, ob sonstige Erkrankungen vorhanden sind, wie ausgeprägt ein mögliches Übergewicht ist, und nicht zuletzt auch von individuellen Vorlieben bei der Auswahl der Therapieoptionen.

Bei mäßiger bis schwerer Ausprägung verspricht nach wie vor die sogenannte CPAP-Therapie den größten Erfolg: CPAP steht für „continuous positive airway pressure" – ein Verfahren, bei dem die oberen Lungenwege durch Applikation eines kontinuierlichen positiven Luftdrucks offen gehalten werden, des „continuous positive airway pressure", abgekürzt PAP. Dieser PAP wird meistens über eine Nasenmaske eingesetzt, es gibt aber auch andere Variationen.

Für Menschen, die gerade erst die Diagnose einer obstruktiven Schlafapnoe erhalten haben, mag es zunächst nicht besonders attraktiv erscheinen, ein kleines Gerät am Nachtkästchen stehen zu haben und jede Nacht eine weiche Maske aufsetzen zu müssen. Allerdings ist die Behandlung nicht ohne Grund immer noch der Goldstandard: Mit ihr gelingt es in sehr vielen Fällen, die Störung – Atemaussetzer, Sauerstoffabfälle etc. – komplett zu eliminieren und die Atmung während des Schlafs vollständig zu normalisieren.

Manchmal werden auch chirurgische Verfahren eingesetzt, zum Beispiel am Weichgaumen, seltener am Kiefer, oder auch Geräte, die während des Schlafs im Mund getragen werden, um die Atemwege besser offen zu halten. In seltenen Fällen kommen auch Neurostimulationsmethoden zum Einsatz. Um die richtige Therapie auszuwählen, ist zuvor eine genaue Diagnose notwendig, da nicht nur wichtig ist, wie viele Atemaussetzer und/oder Sauerstoffabfälle auftreten, sondern auch in welchem Schlafstadium, in welcher Körperlage, ob sie verbunden sind mit Weckreaktionen, welche Begleiterkrankungen es gibt, wie hoch der Body-Mass-Index ist, wie alt die Person ist und vieles mehr.

Auch medikamentöse Verfahren oder Muskeltraining werden immer wieder versucht. Ob sich diese Methoden tatsächlich als geeignete Therapie etablieren werden können, bleibt abzuwareten. Einige Zeit lang wurde auch das Didgeridoo bei der Behandlung von obstruktiver Schlafapnoe angepriesen. Zwar scheinen Didgeridoo und andere Blasinstrumente, vielleicht sogar Singen, tatsächlich einen positiven Effekt zu haben, allerdings sind diese Effekte viel zu gering, um eine obstruktive Schlafapnoe allein damit zu kurieren.

4.3. HYPERSOMNOLENZSYNDROME

Die nächste große Gruppe von schlafmedizinischen Erkrankungen sind die sogenannten Hypersomnolenzsyndrome.

Hier geht es um Tagesschläfrigkeit, die weder durch eine Störung der Atmung im Schlaf noch durch eine manifeste Störung der inneren Uhr verursacht ist.

Das Hauptcharakteristikum bei dieser Gruppe von Erkrankungen ist die Unfähigkeit, oder zumindest die sehr große Schwierigkeit, sich tagsüber wach und alert zu halten, sowie das Auftreten von Phasen, in denen das Schlafbedürfnis nicht mehr unterdrückbar ist, oder man tagsüber sogar unfreiwillig einnickt – selbst in aktiven Situationen, was entsprechend unangenehme soziale Folgen für die Betroffenen hat. Das kann in monotonen Situationen passieren, wie beispielsweise bei längeren Autofahrten, aber auch bei aktiveren Tätigkeiten wie Radfahren oder Wandern, und selbstverständlich während der Arbeit, etwa am Computer oder bei Überwachungstätigkeiten. In ausgeprägten Fällen kann ein unfreiwilliges Einnicken sogar im Gespräch mit einer anderen Person vorkommen. Besonders unangenehm ist es für Schüler*innen, wenn sie im Unterricht einschlafen, da es manchmal als Desinteresse fehlinterpretiert wird, statt daran zu denken, dass auch eine Erkrankung dahinterstecken könnte und medizinische Abklärung erforderlich ist.

Die bekannteste Krankheit in dieser Gruppe ist die **Narkolepsie**, und hier wiederum die Narkolepsie Typ 1 (NT1). Diese ist vor allem dadurch charakterisiert, dass bestimmte Zellen im Schlaf-Wach-Steuerungszentrum des Gehirns, dem Hypothalamus, die den Botenstoff Orexin produzieren, zugrunde gegangen sind. In der Folge kommt es zu einem Mangel an Orexin, das auch unter dem Namen Hypocretin bekannt ist. Von diesen Zellen gibt es nur relativ wenige im Gehirn, sie haben jedoch Verbindungen zu vielen, teils weit entfernten

Gehirnarealen und spielen eine wesentliche Rolle in der Steuerung des Schlaf-Wach-Rhythmus, des Muskeltonus im Schlaf, der Nahrungsaufnahme und weiterer körpereigener Funktionen.

Narkolepsie Typ I geht außerdem häufig mit einem charakteristischen Auftreten von kurzdauernder Muskelschwäche einher, einer Kataplexie, die durch einen Verlust des Muskeltonus einhergeht, der durch starke Gemütsregungen ausgelöst wird. Das passiert zum Beispiel, wenn Betroffene unerwartet einen guten Witz hören, oder wenn überraschend etwas Peinliches passiert. Ist eine Kataplexie nur schwach ausgeprägt, kann es sein, dass den Betroffenen nur ganz kurz die Gesichtszüge etwas entgleisen oder der Kopf leicht nach vorne fällt. Es kann aber auch zu einem kompletten Nachlassen des Muskeltonus kommen, was dazu führt, dass die Betroffenen zu Boden gehen oder „hinsinken", und erst wieder aufstehen können, wenn – in der Regel nach einigen Sekunden, selten länger – die Kataplexie wieder vorbei ist. Zu den Symptomen gehören oft auch hypnagoge Halluzinationen – eine Art von Halluzinationen, die meist beim Einschlafen auftreten – sowie Schlafparalysen.

Die Narkolepsie ist eine gar nicht so seltene Erkrankung: Man geht heute davon aus, dass zwei bis fünf von 10.000 Menschen betroffen sind. Schätzungen zufolge leiden bis zu 40.000 Menschen in Deutschland und 4.000 in Österreich an NT1. Die Spezialambulanz für Schlafstörungen an der Uniklinik für Neurologie in Innsbruck ist das größte Zentrum für Narkolepsie in Österreich, dennoch sind nur rund 200 Menschen bei uns Behandlung. Das wirft natürlich die Frage auf: Wo sind die vielen anderen Betroffenen? In Deutschland, so

Schätzungen, haben nur zwei von zehn Menschen mit Narkolepsie eine korrekte Diagnose. Auch in Österreich ist die Dunkelziffer wohl sehr hoch.

Leider dauert es heute auch in Europa oft noch Jahre, bis die Betroffenen zur richtigen Diagnose kommen, obwohl sie schon lange darüber klagen, dass sie tagsüber nicht wach bleiben können und gegen das Einschlafen ankämpfen müssen. Da auch eine Reihe anderer, vergleichsweise seltener Erkrankungen mit erhöhter Tagesschläfrigkeit einhergeht, sind verschiedene Untersuchungen nötig, um diese Erkrankungen voneinander zu unterscheiden. Nicht immer muss hinter erhöhter Tagesschläfrigkeit eine neurologische Erkrankung stehen. Nicht selten handelt es sich um eine noch unerkannte und unbehandelte OSA, oder einfach um zu wenig Schlaf.

Gemeinsam haben sie alle eine erhöhte Einschlafneigung tagsüber, die mit Einschränkungen im Arbeits- und Privatleben einhergeht, und die die Lebensqualität beeinträchtigt. Eine Sorge müssen sich Betroffene aber nicht machen: Wie wir in einer Studie zeigen konnten, sind Intelligenz und geistige Leistungsfähigkeit, insbesondere die sogenannten exekutiven Funktionen, nicht beeinträchtigt, sobald die Tagesschläfrigkeit gut kontrolliert ist. Eine gute Kontrolle beinhaltet neben Medikamenten in der Regel auch, dass geplante Nickerchen in den Tagesablauf eingebaut werden müssen. Eine andere Studie gemeinsam mit dem Team der Neuropsychologie unserer Klinik hat allerdings auch gezeigt, dass die Betroffenen ihre Aufmerksamkeit selbst als schlecht einschätzen, vor allem wenn sie müde sind oder zusätzlich depressiv, auch wenn die exekutiven Funktionen objektiv nicht beeinträchtigt sind.

In der Behandlung von Narkolepsie und anderen Hypersomnolenzsyndromen hat sich in den letzten Jahren viel getan: Während in den 1980er- und 1990er-Jahren nur wenige Medikamentengruppen zur Auswahl standen und je nach Symptom zum Einsatz kamen, gibt es mittlerweile einige Neuentwicklungen und auch Wiederentdeckungen, die es möglich machen, aus einem viel größeren Behandlungsspektrum auszuwählen – immer in enger Absprache mit den Betroffenen, einerseits was die individuell belastendsten Symptome betrifft, andererseits mit Rücksicht auf die Lebenssituation. Und diese Entwicklung ist noch lange nicht am Ende: Es ist zu erwarten, dass in den nächsten Jahren – hoffentlich nicht mehr Jahrzehnten – noch weitere neuartige Therapieansätze verfügbar werden.

Abraten muss ich hier wie bei anderen Symptomen jedenfalls von einfacher Selbstdiagnose: Nicht immer muss hinter einer Tagesschläfrigkeit oder einer erhöhten Einschlafneigung tagsüber eine Hypersomnolenzerkrankung stehen. Die Symptome könnten auch ganz einfach durch zu wenig Schlaf verursacht sein. Schlafmangel kann genau wie Narkolepsie dazu führen, dass die Person ununterdrückbare Attacken von Schläfrigkeit hat oder unfreiwillig einnickt. Bei Kindern und Jugendlichen wiederum muss sich ausgeprägte Müdigkeit nicht immer durch Einschlafen manifestieren, sondern kann auch zu anderen Verhaltensauffälligkeiten führen, die durch die Schläfrigkeit verursacht sind.

4.4. STÖRUNGEN DER INNEREN UHR

Wie im Abschnitt zum circadianen Rhythmus besprochen, gibt es eine enge Wechselwirkung zwischen dem Schlaf-Wach-Rhythmus und dem Rhythmus, der durch die innere Uhr vorgegeben ist. Eine vergleichsweise harmlose Form einer **circadianen Rhythmusstörung** haben die meisten schon erlebt: den bereits angesprochenen Jetlag. Genau genommen wäre der Schlaf auch bei den chronischen Störungen der inneren Uhr an sich gar nicht gestört – wenn er denn zu dem Zeitpunkt eintreten dürfte, den die innere Uhr vorgibt. Das ist zum Beispiel beim sogenannten **Delayed Sleep Phase Syndrom** der Fall, dem Syndrom der verzögerten Schlafphase, bei dem Menschen erst sehr spät, vielleicht sogar erst in den frühen Morgenstunden müde werden, und dementsprechend spät aufwachen und funktionieren können. Genau umgekehrt liegen die Dinge beim **Advanced Sleep Phase Syndrom**.

Besonders bei Jugendlichen tritt häufiger das verzögerte Schlafphasensyndrom auf: Trotz vieler Wecker und tatkräftiger Interventionen von Familienmitgliedern ist es oft sehr schwierig, die Betroffenen rechtzeitig aus dem Bett zu bringen, in der ersten Unterrichtsstunde sind sie möglicherweise gar nicht richtig wach. Da es ihnen nämlich erst spät gelingt einzuschlafen, ist die nächtliche Gesamtschlafzeit einfach zu kurz. Bei älteren Menschen tritt häufig die gegenteilige Entwicklung auf.

Circadiane Störungen können also in Zusammenhang mit dem Lebensalter stehen. Sie sind aber oft nicht „in Stein gemeißelt“, sondern können auch durch Verhalten und externe Faktoren beeinflusst sein. Auch genetische Faktoren spielen eine Rolle, besonders in Fällen, in denen eine circadiane Störung mit einer extremen Ausprägung auftritt.

Und bei manchen Menschen ist der circadiane Rhythmus einfach unregelmäßig, oder nicht in rund 24 Stunden ausgeprägt, sondern wesentlich kürzer oder wesentlich länger. Immer wieder sehen wir Patient*innen, die wegen Schlaflosigkeit zu uns kommen und berichten, dass die Nächte sehr unterschiedlich sind: Sehr gute, praktisch normale Nächte wechseln sich mit solchen ab, in denen die Betroffenen die ganze Nacht herumwandern, weil sie nicht schlafen können. In so einem Fall ist es immer sinnvoll, die Ruhe-Aktivitäts-Zyklen mit einem Aktometer zu protokollieren.

Die Aufzeichnungen ergeben dann beispielsweise, dass die Person jeden Tag ein bisschen früher aufstand und ein bisschen früher schlafen ging, oder – was häufiger vorkommt – genau umgekehrt. Damit verschiebt sich die Hauptschlafphase jeden Tag um ein bisschen nach vorne oder nach hinten. Wenn die Hauptschlafphase manchmal in die Nacht fällt, dann ist alles gut, fällt sie aber in den Tag, ist das tagsüber ebenso eine Qual wie nachts, wenn man schlaflos im Bett liegt.

Das heißt: Die Person hat einen circadianen Rhythmus, der weniger als 24 Stunden dauert. Damit ist er aus irgendeinem Grund nicht gut an den Tag/Nacht-Rhythmus gekoppelt. Die Diagnose lautet: **Nicht-24-Stunden-Rhythmus**. Früher wurde diese Störung auch als freilaufender Rhythmus („free running“) bezeichnet. Etwa die Hälfte der blind geborenen Menschen ist davon betroffen. Auf den ersten Blick klingt das vielleicht harmlos. Aber solche circadianen Störungen wirken sich massiv auf die Gesundheit und das Wohlbefinden aus und sind mit einem normalen Berufs- und Sozialleben kaum vereinbar.

Zu den circadianen Störungen zählt übrigens auch das **Schichtarbeitersyndrom**: Ausgelöst durch dauerhafte Nachtarbeit oder durch immer wechselnde Arbeits- und Schlafrhythmen kommt es zu Schlafstörungen und/oder Tagesschläfrigkeit. Solche Schlafstörungen können oft auch noch viele Jahre nach der Pensionierung anhalten.

Bei der Behandlung von circadianen Störungen greift die Medizin heute vor allem auf Lichtbehandlung zurück. Wichtig ist, dass der Einsatz von Licht zeitlich gut geplant und auf die Phasen-Reaktions-Kurve abgestimmt ist, die wir in Kapitel 2 kennengelernt haben. Auch Melatonin – kein Schlafmittel, wie wir noch näher thematisieren werden, sondern ein Chronobiotikum – sowie Melatonin-Rezeptor-Agonisten kommen in der Therapie von circadianen Störungen sinnvoll zum Einsatz.

Früher hat man auch auf eine Chronotherapie gesetzt, bei der die Betroffenen jeden Tag eine Stunde später ins Bett gehen und eine Stunde später aufstehen – so lange, bis sie den gesamten Tag-Nacht-Ablauf rund eineinhalb Mal durchgemacht haben, um dann am Ende bei der gewünschten Bettgeh- und Aufstehzeit anzukommen. Allerdings ist die Durchführung dieser Umstellung extrem aufwendig, mit einem regulären Arbeits- oder Lernrhythmus und einem Familienalltag kaum zu vereinen, auch die Erfolge dieser Therapie sind häufig nur von kurzer Dauer, sodass sie heute kaum mehr eingesetzt wird.

4.5. PARASOMNIEN

Parasomnien treten zwar im Schlaf auf, haben aber mit Verhalten und Bewegungen zu tun, die wir sonst nicht mit dem Schlaf assoziieren. Das kann für das Umfeld und auch für die Betroffenen durchaus unangenehm oder sogar gefährlich werden. Medizinisch unterscheiden wir zwischen Parasomnien, die aus dem Non-REM-Schlaf heraus auftreten, und jenen, die während des REM-Schlafs auftreten.

Non-REM-bezogene Parasomnien

Manche der Non-REM-bezogenen Parasomnien sind weithin bekannt, etwa Phänomene wie Schlafwandeln oder der Nachtschreck *(pavor nocturnus)*. Zu dieser Kategorie gehören beispielsweise auch schlafbezogene Essstörungen und oft ganz unbemerkte, kurze Weckreaktionen, bei denen die schlafende Person sich möglicherweise nur aufsetzt, herumblickt und wieder weiterschläft.

Besonders das **Schlafwandeln** tritt bei mindestens jedem fünften Kind vereinzelt auf. Manchmal, wenn es nur selten vorkommt, wird das Ereignis von den Eltern vielleicht auch gar nicht bemerkt, oder erst am Morgen entdeckt, wenn Dinge in der Wohnung nicht an ihrem üblichen Platz sind oder vor dem Kühlschrank Milch verschüttet wurde, ohne dass sich jemand daran erinnern kann.

Ein Charakteristikum des Schlafwandelns ist, dass die Betroffenen nicht nur auf Ansprache nicht reagieren, beispielsweise wenn schlafwandelnde Kinder mit geöffneten

Augen an ihren beunruhigten Eltern vorbeispazieren, sondern auch, dass die Wahrnehmung für äußere Reize, Schmerz und Temperatur sehr stark herabgesetzt ist.

Schlafwandelnde Kinder haben in der Regel keine Erinnerung an das Ereignis, ebenso wie beim **Pavor nocturnus**, dem Nachtschreck. Im Unterschied zum Schlafwandeln ist der Beginn hier ein ganz plötzlicher: Oft hören Eltern einen lauten Schrei, das Kind hat einen angstvollen Ausdruck, weit geöffnete Augen, die Herzfrequenz ist hoch. Bei Erwachsenen ist der Pavor nocturnus deutlich seltener, den Partnerschlaf stört er allerdings erheblich, wenn nachts ganz unvermittelt ein gellender Schrei zu hören ist.

Beim Schlafwandel wiederum gilt: Wenn die Kinder älter werden, spätestens beim Übergang ins Erwachsenenalter, verlieren sich die Episoden häufig. Bei ein bis drei Prozent der Bevölkerung bleibt das Phänomen jedoch bestehen. Bei Menschen mit einer Prädisposition zum Schlafwandeln können auch manche Medikamente wie zum Beispiel Zolpidem später zu einem Wiederauftreten des Schlafwandelns führen. Von den Schlafwandel-Episoden bleibt bei Erwachsenen manchmal ein Erinnerungsfragment bestehen, wenngleich nicht so lebhaft und farbig wie bei Träumen aus dem REM-Schlaf.

MYTHOS: Wer schlafwandelt, hat tagsüber keine Beeinträchtigungen – sofern er oder sie sich dabei nicht verletzt hat.

RICHTIG: Schlafwandeln führt durchaus zu Belastungen und Problemen. Eine unterschätzte, aber häufige Beeinträchtigung ist Tagesschläfrigkeit am nächsten Tag.

Die Forscher Antonio Zadra und Jacques Montplaisir haben gezeigt, dass Schlafwandler*innen am Tag nach der Eposide besonders müde sind, und häufig sogar generell eine höhere Einschlafneigung haben als Gesunde. Das liegt vermutlich daran, dass der Tiefschlaf unterbrochen ist.

Manchmal bemerken auch erwachsene Betroffene Schlafwandel-Episoden erst, wenn sie am nächsten Tag Spuren in der Wohnung finden. Eine Patientin berichtete, dass sie manchmal in ihrem Schlafzimmer nasse Blätter am Boden finde und daran merke, dass sie wohl draußen gewesen sein muss. Oder dass sie im Winter ihre eigenen Fußspuren im Schnee entdeckt habe, ohne dass sie von der Kälte barfuß im Schnee aufgewacht wäre. Das ist keineswegs ungefährlich: Eine andere Patientin musste im Traum dringend auf die Toilette. Sie konnte jedoch keine finden und befand sich – immer noch im Traum – in einer Gärtnerei, in der eine Reihe großer Blumentöpfe an der Wand aufgereiht stand, und entschied sich, in einen davon zu urinieren. Als sie sich gerade hinhockte, wachte sie auf – auf dem Fensterbrett stehend mit dem Hinterteil in Richtung Straße. Das Beispiel zeigt, wie weit Traumbilder und Realität auseinanderklaffen, und auch die Gefahr. Die Frau hätte aus dem Fenster stürzen können.

Es gibt tatsächlich den Fall eines jungen Mannes, der vom Balkon stürzte und zunächst gar nicht wach wurde. Er muss dann durch das halbe Dorf spaziert sein, da er ganz woanders aufwachte – weil sein Arm schmerzte: Er war gebrochen. Es gibt weltweit zahllose Fälle, bei denen bei schlafwandelnden Personen schwere Verletzungen zu beklagen waren, bis hin zu Schädel-Hirn-Traumata mit Intensivstation, vereinzelt sogar mit Todesfolge.

MYTHOS: Schlafwandeln ist eine harmlose Episode.

RICHTIG: Die sogenannte „schlafwandlerische Sicherheit“ gibt es nicht.

Selbst wenn es hundert Mal gut ging und bei den Episoden nie etwas passiert ist, darf man sich nicht sicher sein, dass es immer gut gehen wird.

Wichtig ist deshalb ganz grundsätzlich, dass das Schlafumfeld von Betroffenen entsprechend gesichert wird. Das heißt konkret: keine scharfkantigen Gegenstände, Türen verschließen und Schlüssel nicht stecken lassen. Unter Umständen können auch Lichtschranken an gefährlichen Orten sinnvoll sein, besonders bei schlafwandelnden Kindern.

Paradox auf Außenstehende wirkt bei diesen Erkrankungen, auch **Aufwachstörungen** genannt, die Gleichzeitigkeit von Phänomenen, die normalerweise im Wachzustand auftreten, und solchen, die dem Schlaf zugeordnet werden. Etwa wenn eine Person einerseits mit geöffneten Augen herumgeht, andererseits nicht auf die Umgebung oder auf eine Ansprache einer anderen Person reagiert. Dem Schweizer Neurologen Prof. Claudio Bassetti, einer der weltweit führenden Schlafforscher, ist es im Jahr 2000 gelungen, mithilfe eines bildgebenden Verfahrens, der Single-Photon-Emissionscomputertomographie (SPECT), die Gehirnaktivität während des Schlafwandelns darzustellen. Damit konnte er die vermutete Dissoziation zeigen – also dass manche Areale des Gehirns eine Aktivierung zeigen wie sonst im Wachzustand, andere Areale jedoch wie sonst im Schlaf deaktiviert bleiben.

In EEG-Untersuchungen wurde auch festgestellt, dass kurz vor Beginn einer Schlafwandel-Episode zugleich Tiefschlaf und Zeichen von sogenanntem Arousal vorhanden sind, eine Art Aufweckreaktion des Körpers, wie eine Forschungsgruppe aus Montreal um Jacques Montplaisir gezeigt hat.

Menschen mit einer Veranlagung zu Non-REM-Parasomnien zeigen bei Untersuchungen eine andere Reaktivität auf äußere Reize als Menschen ohne eine solche Veranlagung. So kann zum Beispiel ein Nachtterror manchmal durch ein äußeres Geräusch ausgelöst werden, das andere weiterschlafen lässt – oder aber aufweckt, etwa wenn etwas zu Boden fällt. Auch Alkohol, Fieber oder ein Jetlag können das Auftreten von Episoden bei Aufwachstörungen begünstigen.

Unsere Arbeitsgruppe konnte gemeinsam mit Neuroradiolog*innen der Medizinischen Universität Innsbruck einen möglichen anatomischen Zusammenhang zeigen, nämlich eine Abnahme des Volumens von grauer Substanz in bestimmten Arealen des sogenannten zingulären Kortex.

Das bedeutet auch, dass die frühere Kategorisierung dieser Erkrankungen in der ICD-10 als nichtorganische Schlafstörung nicht richtig war, da die Befunde in diesen Fällen eindeutig einen organischen Zusammenhang zeigen. Es gibt aber keinen Hinweis, dass Schlafwandeln durch psychopathologische Störungen ausgelöst wird. Konkret heißt das: Auch wenn Betroffene manchmal eine Zunahme der Episoden bemerken, wenn sie unter Stress leiden, sind sie nicht generell neurotischer oder depressiver als nicht Betroffene. Behandelt werden Non-REM-bezogene Parasomnien manchmal mit Medikamenten, die zum Ziel haben, jenen Teil des Tiefschlafs zu reduzieren, der von besonders hohen Amplituden gekennzeichnet ist und aus dem heraus Schlafwandel-Episoden auftreten. Andere Medikamente, mit denen Therapien versucht wurden, haben nur sehr wechselnden oder beschränkten Erfolg gezeigt, oder sie wurden bislang nicht außerhalb von Fallberichten untersucht. Auch mit Verfahren wie speziellem autogenen Training, Hypnose oder Hypnotherapie konnte bei einigen Patient*innen ein Erfolg erzielt werden.

REM-bezogene Parasomnien

Wie wichtig die REM-Phase im Schlafzyklus ist, haben wir bereits in Kapitel 1 erfahren. Wenn in dieser Phase des Schlafs unerwünschte Ereignisse oder Verhaltensweisen auftreten, spricht man von REM-bezogenen Parasomnien.

Die bekannteste REM-Schlaf-Parasomnie ist die **REM-Schlaf-Verhaltensstörung** – obwohl sie noch gar nicht so lange bekannt ist. Erst 1986 wurde sie vom Neurologen Mark Mahowald und dem Psychiater Carlos Schenck am Minnesota Regional Sleep Disorders Center zum ersten Mal beschrieben. In ihrer Klinik hatten sie Patienten, die berichteten, dass sie bei wilden Träumen im Schlaf gewalttätig wurden, manchmal auch gegen die eigene Partnerin. Verständlich, dass sie am nächsten Tag bestürzt und beschämt waren. Die Träume, von denen die Betroffenen berichteten, waren sehr aktionsgeladen und lebhaft, oft mussten sie sich darin auch gegen Angreifer verteidigen.

Dahinter steckt ein ganz besonderes Phänomen: Normalerweise sind gesunde Erwachsene im Traumschlaf gelähmt, das heißt, die Muskeln, die für die Willkürbewegungen zuständig sind, sind aktiv „ausgeschaltet". Das ist eine gesunde, physiologische Anpassung des Gehirns an die Schlafumgebung: Während das Gehirn ein lebendiges und farbiges Traumszenario erschafft, ist sichergestellt, dass die Schlafenden nicht ausführen, was sie gerade träumen. Bei Personen mit einer REM-Schlaf-Verhaltensstörung ist dieser Schutzmechanismus aber verloren gegangen. Sie machen also Bewegungen wie beim Laufen oder Boxen, sie können laut schimpfen oder fluchen. Manchmal sind die Bewegungen auch weniger dramatisch, und zusätzlich zeigen sich sehr viele oft auch kleine Gliedmaßenzuckungen.

Manche haben Folgendes vielleicht schon selbst erlebt: In einem schlechten Traum haben Sie versucht, vor etwas oder jemandem davonzulaufen, konnten dies aber im Traum nicht, weil zum Beispiel Ihre Beine so schwer waren, am Boden klebten oder in einem Sumpf steckten. Hier wird die reale, körpereigene Information – die physiologische Lähmung der Muskeln im REM-Schlaf – in den Traum eingebaut. Genau dieser Mechanismus ist bei RBD, der REM-Schlaf-Verhaltensstörung, nicht vorhanden.

Während Schlafwandler*innen nach Schlafwandel-Episoden am nächsten Tag oft sehr müde sind, haben Patienten mit einer REM-Schlaf-Verhaltensstörung tagsüber subjektiv keine Einschränkungen durch die nächtlichen Episoden, sofern sie nicht sich selbst oder ihre*n Bettpartner*in verletzt haben.

In seltenen Fällen kann eine REM-Schlaf-Verhaltensstörung allerdings auch zu juristischen Komplikationen führen.

Ein besonders tragischer Fall ist vor einigen Jahren durch die Presse gegangen: „Bitte kommen Sie schnell, ich glaube, ich habe meine Frau umgebracht“, mit diesen Worten rief ein Engländer um zwei Uhr nachts verstört die Polizei an. Das Paar hatte auf einem Campingplatz geschlafen, der Mann hatte geträumt, eine marodierende jugendliche Gang sei in den Wagen eingedrungen. Er dachte, er würde gegen einen der Jugendlichen kämpfen. Tatsächlich hat er dabei seine Frau getötet. Wie sich erst später herausstellte, litt er an einer REM-Schlaf-Verhaltensstörung. Er wurde verhaftet, später aber freigesprochen.

Zehn Jahre, nachdem Mahowald und Schenck die REM-Schlaf-Verhaltensstörung zum ersten Mal beschrieben hatten, beobachteten sie, dass ein Teil der betroffenen Patienten in der Zwischenzeit ein Parkinsonsyndrom oder eine kognitive Beeinträchtigung entwickelt hatte. Dieses Phänomen wurde in der Folge weltweit untersucht. Heute wissen wir, dass bis zu 90 Prozent der Patienten, bei denen zunächst nur eine sogenannte isolierte REM-Schlaf-Verhaltensstörung diagnostiziert wurde, im Lauf der nächsten Jahre eine Alpha-Synuclein-bedingte neurodegenerative Erkrankung entwickeln, besonders häufig eine Parkinsonkrankheit, Lewy-Körperchen-Demenz oder, seltener, Multisystematrophie. Manchmal dauert es nur wenige Jahre, manchmal mehr als zehn oder 15 Jahre.

Mittlerweile hat sich eine internationale Forschungsgruppe aus der Schlafforschung, Neurologie, Psychiatrie und Grundlagenforschung aus Europa, den USA, Australasien und Lateinamerika zusammenschlossen, um diese Erkrankung besser zu erforschen, die International RBD Study Group

IRBDSG. Auch unsere Arbeitsgruppe in Innsbruck, allen voran Dr. Ambra Stefani, ist in diesem Bereich sehr aktiv.

Mittlerweile wissen wir, dass auch in dem Stadium, in dem Betroffene nur an einer REM-Schlaf-Verhaltensstörung leiden – die sogenannte isolierte RBD –, bereits ein neurodegenerativer Prozess im Gehirn erkennbar ist.

Für die Betroffenen ist die Diagnose unerfreulich, gibt aber auch Anlass zur Hoffnung. Sie erfahren, dass ihre Erkrankung in vielen Fällen ein Vorstadium einer anderen Erkrankung ist. Wenn diese eintritt – wenn also aus einer isolierten RBD nach einigen Jahren eine Parkinsonkrankheit, Lewy-Body-Demenz oder Multisystematrophie wird –, spricht man von Konversion. Allerdings kann es manchmal sehr lange dauern, 15 Jahre und mehr, bis sich die andere Erkrankung manifestiert. Das führt dazu, das nicht alle Patient*innen ihre „Konversion" miterleben, gerade wenn sie bei der Diagnosestellung oftmals schon älter sind.

Die positive Nachricht: In diesem Bereich gibt es weltweit sehr viel Forschungsaktivität, um zum Beispiel Medikamente und Behandlungen zu entwickeln, die das Manifestwerden einer Alpha-Synucleinopathie verhindern oder zumindest hinauszögern können. Die besondere Chance bei einer REM-Schlaf-Verhaltensstörung liegt allgemein darin, dass man bei ihrer Diagnose um Jahre früher dran ist, als wenn die Erkrankung schon ausgebrochen ist. Sind die Veränderungen im Gehirn im Frühstadium – der Degenerationsprozess ist also noch nicht so weit fortgeschritten, und natürlich sind noch nicht so viele Zellen zerstört –, sind die Chancen, dass eine erkrankungsverlangsamende Therapie wirkt, natürlich größer. Wichtig ist, dass die Diagnose zuverlässig gestellt wird – für die isolierte RBD, eine Erkrankung, die sich im Schlaf manifestiert, bedeutet das vor allem: durch eine Untersuchung im Schlaflabor. Konkret geht es dabei um die genaue quantitative Erfassung bestimmter Formen von abnormer Aktivität in bestimmten Muskeln.

Wenn man also weiß, dass ein Risiko besteht, beispielweise eine Parkinsonkrankheit oder eine Demenz mit Lewy-Körperchen zu entwickeln, will man natürlich wissen: Wie kann man erkennen, ob man noch zwei bis drei Jahre, oder acht bis zehn Jahre, oder vielleicht sogar 13 bis 15 Jahre hat, bis die Erkrankung auftritt? Hier kommen weitere sogenannte Biomarker ins Spiel. Festmachen lassen sie sich durch Befunde aus der Schlaflaboruntersuchung, aus Kernspintomographie oder anderen bildgebenden Untersuchungen, aus Gewebeproben oder Körperflüssigkeiten, aus neuropsychologischen Untersuchungen, Geruchstests, Farbsinnprüfungen und vielem mehr.

Viele dieser Biomarker wurden erst kürzlich entwickelt, beispielsweise hat die in Innsbruck forschende Neurologin Ambra Stefani zusammen mit dem Neurologen Gianluigi Zanusso von der Universität Verona zeigen können, dass bei einem Teil der Patienten mit REM-Schlaf-Verhaltensstörung in den Nervenzellen, die in der Riechschleimhaut vorhanden sind, fehlgefaltete Formen des Proteins Alpha-Synuclein nachweisbar sind. Ob dies auch jene Patient*innen sind, deren Übergang in eine spezifische neurodegenerative Krankheit kurz bevorsteht, ist derzeit Gegenstand von Folgeuntersuchungen. Ambra Stefani untersucht derzeit an der Harvard University auch, welche Gehirnareale während des REM-Schlafs bei einer REM-Schlaf-Verhaltensstörung aktiv sind.

Abgesehen davon, dass bei einer REM-Schlaf-Verhaltensstörung die Bettumgebung gesichert werden muss, wird in der Regel medikamentös behandelt, um das Risiko zumindest von schweren Episoden zu vermindern, etwa mit Clonazepam oder Melatonin. Erste Forschungsergebnisse weisen auch darauf hin, dass eine Änderung des Lebensstils das Forts chreiten der Krankheit möglicherweise zumindest etwas verlangsamen kann. Vor allem ein höheres Level körperlicher Aktivität scheint günstig zu sein.

Zusammenfassend kann man also sagen, dass die REM-Schlaf-Verhaltensstörung eine ganz besondere Bedeutung als früher Indikator für eine Neurodegeneration hat. Schon vor Jahrzehnten wurde Schlaf als Fenster in das Gehirn bezeichnet. In Anbetracht der RBD-Forschung können wir heute ergänzen: Der Schlaf ist ein Fenster in die Zukunft des Gehirns.

Zu den unerwünschten Ereignissen oder Verhaltensweisen, die im REM-Schlaf auftreten, also den REM-bezogenen Parasomnien, gehört auch die **Albtraumstörung.** Gemeint sind im medizinischen Kontext nicht einfach Albträume, wie sie gelegentlich bei fast allen auftreten, sondern belastende und häufige Albträume, die die Betroffenen manchmal sogar daran hindern, überhaupt einschlafen zu wollen oder zu können. Albträume können aber auch im Rahmen anderer schlafmedizinischer oder psychiatrischer Erkrankungen auftreten, oder nach einem schweren Trauma.

Anders ist es mit der **isolierten Schlafparalyse**: ein Ereignis, das für sich allein auftreten kann und nicht so selten ist. Bis zu fünf Prozent der Menschen haben das schon einmal erlebt. Allerdings kann es sehr erschreckend sein: Beim

Aufwachen (selten auch beim Einschlafen) kommt es zu einer kompletten Lähmung der gesamten Körpermuskulatur, die wir normalerweise willentlich steuern können. Die Betroffenen fühlen sich völlig wach, können aber nicht einmal einen Finger bewegen oder mit dem Fuß wackeln. Ganz besonders beängstigend ist es, wenn eine solche Schlafparalyse in Kombination mit sogenannten hypnagogen Halluzinationen auftritt: bizarren, traumähnlichen Bildern, wobei man aber das Gefühl hat, wach zu sein. Diese sehr unangenehme Erfahrung wurde auch wiederholt in der Kunst dargestellt, beispielsweise in der Erzählung „Der Horla" von Guy de Maupassant und im Roman „Die Brüder Karamasow" von Fjodor Dostojewski. Ein Gemälde zeigt die Kombination von hypnagoger Halluzination oder Albtraum und Schlaflähmung besonders gut: Johann Heinrich Füsslis „Nachtmahr". In dem Ölgemälde aus dem Jahr 1781 ist eine junge, liegende Frau mit kompletter Muskelatonie zu sehen. Auf ihrer Brust sitzt ein Ungeheuer, der Nachtmahr.

Das Ungeheuer auf der Brust im Bild ist wohl kein Zufall: Im Schlaf ist die Atemhilfsmuskulatur gelähmt und das Zwerchfell der einzige aktive Atemmuskel. Dadurch verspüren Betroffene subjektiv einen Druck auf der Brust. Daraus leitet sich im Deutschen der Begriff Albdruck ab. In vielen Kulturen gibt es eine eigene Bezeichnung für dieses Phänomen: „se me subio un muerto", heißt es in Mexiko, „ein Toter ist auf mich gestiegen", in Hongkong spricht man von „ghost oppression".

4.6. SCHLAFBEZOGENE BEWEGUNGSSTÖRUNGEN

Vielleicht haben Sie es schon einmal erlebt: Sie dämmern gerade weg und plötzlich zuckt ihr Bein. Diese Zuckungen sind ein ganz normales Signal für den Übergang vom Wachzustand in den Schlaf und nicht pathologisch. Der medizinische Fachterminus lautet Einschlafmyoklonien.

Es gibt eine ganze Reihe von schlafbezogenen Bewegungsstörungen, die sich unterschiedlich manifestieren, unterschiedliche Ursachen haben und unterschiedlich behandelt werden. Die wichtigsten werden wir hier kurz besprechen.

Das Restless-Legs-Syndrom

„Die häufigste Erkrankung, von der Sie noch nie gehört haben": So war es vor knapp 20 Jahren manchmal zu hören, wenn es um das Thema Restless-Legs-Syndrom (**RLS**) ging. Auch wenn diese Aussage heute nicht mehr zutrifft: Es handelt sich um eine sehr häufige Erkrankung, deren Auswirkung auf die Betroffenen unterschätzt wird.

Obwohl das RLS in der Klassifikation der Schlafstörungen den schlafbezogenen Bewegungsstörungen zugeteilt ist, wirkt es sich für Betroffene vor allem durch die Beschwerden aus, die es im Wachzustand verursacht: Symptome sind ein Bewegungsdrang in den Beinen, selten auch in den Armen, der sehr oft verbunden ist mit schwer zu beschreibenden, in den Extremitäten wahrgenommenen Missempfindungen, die kaum genau zu lokalisieren sind. Oft sind diese aber so unangenehm und durchaus auch so beeinträchtigend wie Schmerzen.

Charakteristischerweise treten dieser Bewegungsdrang und die Missempfindungen bei körperlicher Inaktivität auf, also wenn man zum Beispiel ruhig dasitzt oder sich gerade hingelegt hat, und sie bessern sich deutlich oder verschwinden ganz, wenn man sich bewegt. Leider hält die Besserung manchmal nur so lange an wie die Bewegung selbst. Vor allem zu Beginn eines RLS oder bei unbehandelten Betroffenen sind die Beschwerden häufig am Abend und in der ersten Nachthälfte schlimmer als am Rest des Tages.

Fünf bis zehn Prozent der Bevölkerung haben das Restless-Legs-Syndrom, aber nur ein Drittel davon wird behandlungsbedürftig. Lange Zeit wurde die Krankheit nicht ernst genommen, mitunter sogar als reine Befindlichkeitsstörung diffamiert und Betroffene als hysterisch oder neurotisch herabgewürdigt. Ein möglicher Grund: Es leiden vor allem Frauen darunter, etwa doppelt so häufig wie Männer. Meistens beginnt es im mittleren Lebensalter. Der zweite mögliche Grund: Der Name Restless Legs – „unruhige" oder „ruhelose" Beine – klingt fast, als seien die Beine nur ein wenig unausgelastet. Deshalb versuchte man vor allem auf Bemühungen der amerikanischen Patientenorganisation, einen neuen Namen zu etablieren. Da RLS-artige Beschwerden bereits im 17. Jahrhundert von Thomas Willis beschrieben wurden (der sie interessanterweise bereits mit einem Opiat behandelte), und da der Schwede Karl-Axel Ekbom die Erkrankung zum ersten Mal in der modernen Forschung beschrieben und die Symptome charakterisiert hat, wurde der Begriff Willis-Ekbom-Disease eingeführt. Durchgesetzt hat er sich aber nicht.

Früher wurde zwischen einem primären und einem sekundären Restless-Legs-Syndrom unterschieden. Diese Einteilung wurde mittlerweile aufgegeben und auf Vorschlag der Neurologin und ehemaligen Präsidentin der International Parkinson and Movement Disorder Society Claudia Trenkwalder modernisiert. Die neue Einteilung unterscheidet zwischen einem RLS, das für sich allein steht, und einem RLS, das „assoziiert" ist, also in bestimmten Situationen auftritt, beispielsweise wenn ein Eisenmangel, eine Schwangerschaft oder eine fortgeschrittene Nierenerkrankung besteht.

Untersucht man Patient*innen mit RLS im Schlaflabor, finden sich häufig die sogenannten periodischen Beinbewegungen im Schlaf: Bewegungen, die über lange Strecken der Nacht regelmäßig wiederkehren, und die einhergehen mit einer Dorsalflexion des Vorfußes, oft des großen Zehs, mit Beugung im Knie und manchmal auch in der Hüfte. Treten diese Bewegungen im Schlaf auf, bemerken sie die Betroffenen nicht. Allerdings mehren sich in letzter Zeit Hinweise darauf, dass der vorübergehende Anstieg des Blutdrucks und der Herzfrequenz, der mit jeder einzelnen Beinbewegung im Schlaf einhergeht, auch mit einem erhöhten Risiko für Erkrankungen des Herzkreislaufsystems in Verbindung stehen könnte.

Obwohl das RLS mittlerweile besser bekannt ist, gibt es immer noch große Lücken in der Behandlung, vor allem auch in der richtigen Behandlung und dem Vermeiden von Behandlungskomplikationen. Das hat Folgen für die Betroffenen, aber auch für die öffentliche Hand: Wie eine Studie der Neurologin Claudia Trenkwalder mit der Patientenorganisation European Alliance for Restless Legs Syndrome und dem European Brain

Council zeigt, die am Beispiel von Frankreich, Deutschland und Italien durchgeführt wurde, führt RLS zu großen direkten und indirekten Gesundheitskosten: Allein in diesen drei Ländern summieren sich die Kosten je nach Berechnungsgrundlage auf mehr als 20 bis 34 Millionen Euro pro Jahr. Lange Zeit wurden bei RLS hauptsächlich eine Vorläufersubstanz von Dopamin oder Dopamin-Antagonisten verschrieben. Zweiteres sind Stoffe, die die Dopamin-Ausschüttung stimulieren können. Sie stecken auch in Parkinson-Medikamenten. Allerdings ist bei beiden Medikamenten Vorsicht geboten. Auf längere Sicht können sie RLS sogar verschlimmern und die Symptome extrem verstärken. Aus durchschnittlichem RLS kann durch die medikamentöse Behandlung ein unerträglich starkes RLS werden. Warum schon gering zu hohe Dosen von sogenannter dopaminerger Therapie ein RLS verschlechtern können, haben Claudia Trenkwalder und Walter Paulus schon vor einigen Jahren unter dem schönen Titel „less is more" gut erklärt, es wird aber immer noch nicht genug berücksichtigt.

Zahlreiche andere Medikamentengruppen sind in der Behandlung des Restless-Legs-Syndroms bereits etabliert, zum Beispiel solche, die auf das sogenannte GABAerge System abzielen. Gamma-Aminobuttersäure (GABA) ist ein wichtiger Neurotransmitter im Gehirn, der vereinfacht gesagt hemmend wirkt. In seltenen Fällen, und unter großer Vorsicht, kommen auch Opiate zum Einsatz. Derzeit werden auch andere Medikamentengruppen neu untersucht, die auf verschiedene weitere Botensysteme wirken.

Was sich jedoch bereits deutlich geändert hat: Die Behandlung mit intravenös verabreichtem Eisen spielt wieder eine größere Rolle. Frühere Eisenpräparate haben manchmal zu gefährlichen anaphylaktischen Reaktionen geführt. Orale, also geschluckte Eisenpräparate sind oft überhaupt schlecht verträglich, zumal sie auch noch morgens auf nüchternen Magen und auch nicht im zeitlichen Zusammenhang mit Milchprodukten eingenommen werden sollen. Dazu kam, dass es bei Patienten, die diese Mühen auf sich genommen haben, oft nur zu einer begrenzten Auffüllung des Eisenspeichers kam. Aus diesem Grund haben RLS-Forscher wie Richard Allen und Christopher Earley von der Johns Hopkins University in Baltimore gemeinsam mit Wissenschaftler*innen der International RLS Study Group neue Guidelines zur Behandlung des Restless-Legs-Syndroms mit intravenösem Eisen entwickelt. Moderne, intravenöse Eisenpräparate sind sehr viel besser verträglich, und es können auch größere Dosen auf einmal verabreicht werden, da der Mechanismus der Freisetzung im Körper ein anderer ist.

Periodic Limb Movement Disorder

Anders ist die Situation, wenn jemand im Schlaflabor untersucht wird und sogenannte periodische Beinbewegungen gefunden werden, aber kein RLS vorhanden ist. Menschen, die unter Periodic Limb Movement Disorder (PLMD) leiden, haben kein RLS, aber periodische Beinbewegungen während des Schlafs und zusätzlich auch Tagesschläfrigkeit oder Insomnie, die nicht auf andere Erkrankungen zurückzuführen sind. Dies ist wichtig, da zum Beispiel eine Kombination aus periodischen Beinbewegungen und Tagesschläfrigkeit häufig bei Narkolepsie zu finden ist. Dadurch wird aber auch die

Kategorie der periodischen Beinbewegungen im Schlaf von einigen Schlafmediziner*innen infrage gestellt. Man darf also nicht von PLMD sprechen, solange man nicht mit den Patienten selbst gesprochen hat und sich vergewissert hat, dass ein RLS nicht vorhanden ist.

Denn auch bei Patient*innen, die während des Schlafs periodische Beinbewegungen ohne RLS haben, wurden überlappende genetische Varianten wie beim RLS gefunden. Es könnte daher durchaus sein, dass diese Personen im Verlauf des Älterwerdens, bei einer Schwangerschaft oder einer Anämie dann doch ein RLS entwickeln. Juliane Winkelmann, Professorin für Neurogenetik und Leiterin des Instituts für Humangenetik am Klinikum der Technischen Universität München, und Barbara Schormair, stellvertretende Direktorin des Instituts für Neurogenomik am Helmholtz Zentrum München, sind weltweit führend in der Erforschung der komplexen genetischen Faktoren bei RLS.

Nächtliche Beinkrämpfe

Ein äußerst lästiges Problem im Schlaf sind schlafbezogene Beinkrämpfe. Diese können, gerade bei älteren Menschen, sehr häufig auftreten und einen aufgrund der Schmerzen aus dem Schlaf reißen. Wenn dies sehr häufig auftritt und stark beeinträchtigt, kann in manchen Fällen durchaus eine neurologische und internistische Abklärung erforderlich sein. Für schwere Fälle gibt es Behandlungsoptionen, die aber nur für begrenzte Zeit und unter Aufsicht eingesetzt werden sollen und nicht für alle Betroffenen infrage kommen.

Schlafbezogenes Zähneknirschen

Jede fünfte Person knirscht im Schlaf mit den Zähnen. Frauen und Männer sind ungefähr gleichermaßen betroffen. Wir unterscheiden zwischen primärem **Schlafbruxismus** (ohne erkennbaren Auslöser), sekundärem Schlafbruxismus (Zähneknirschen infolge einer anderen Erkrankung) und Schlafbruxismus, der durch Drogen oder Medikamente verursacht wird. Die von Zahnärzten angepassten Aufbissschienen mindern den Zahnverschleiß und auch den Schlafbruxismus selbst. Bei Behandlungen mit Botox, Elektrostimulation der Lippe oder Biofeedback hingegen gibt es bisher keinen überzeugenden Nachweis ihrer Wirksamkeit.

Rhythmische Bewegungsstörungen

Headbanging, Bodyrocking oder Bodyrolling: Bei diesen Bezeichnungen geht es nicht um Hardrock, sondern um schlafbezogene rhythmische Bewegungsstörungen. Diese rhythmischen, gleichförmigen Bewegungen des Kopfes oder des Körpers wirken oft schaukelnd und können auch mehrere Körperregionen miteinbeziehen. Meist sind sie vergleichsweise langsam, es treten also nur zwischen einer halben bis zwei dieser Bewegungen pro Sekunde auf, dafür können die Episoden zwischen einigen Minuten bis manchmal zu einer Stunde anhalten.

Meistens treten rhythmische Bewegungsstörungen während des Übergangs vom Wachzustand in den Schlaf auf, sie können aber auch in den Non-REM-Stadien 1 und 2 vorkommen. In seltenen Fällen treten sie auch in den REM-Stadien auf, vor allem in Zusammenhang mit Arousals.

Bei Säuglingen und Kleinkindern sind schlafbezogene rhythmische Bewegungsstörungen ausgesprochen häufig. Neben der beruhigenden Wirkung der wiegenden Bewegungen geht man mittlerweile auch davon aus, dass sie der Entwicklung des Gleichgewichtssystems dienen.

Gefährliche Auswirkungen, beispielsweise Verletzungen durch die Bewegungen, sind bei sonst gesunden Erwachsenen ausgesprochen selten. Die Bewegungsstörungen führen jedoch dazu, dass es von den Betroffenen oft als unangenehm erlebt wird, außerhalb der häuslichen Umgebung zu schlafen.

Da diese Bewegungen vor allem in der Einschlafphase auftreten, die sich dadurch auch in die Länge ziehen kann, gibt es einen interessanten Therapieansatz, für den auch Wirksamkeit nachgewiesen wurde: eine Verkürzung der Gesamtschlafzeit, also eine gewisse Schlafrestriktion.

Weitgehend ungeklärt ist noch die Rolle von anderen muskulären Phänomenen im Schlaf, beispielsweise des sogenannten fragmentarischen Myoklonus oder des propriospinalen Myoklonus beim Einschlafen.

Restless Sleep Disorder bei Kindern

Grundsätzlich ist es normal, dass sich Kleinkinder im Schlaf viel mehr bewegen als Erwachsene. Bei der von Lourdes DelRosso, einer an der University of California in San Francisco lehrenden Schlafforscherin, entdeckten Erkrankung Restless Sleep Disorder (RSD) sind die Bewegungen ausladender und kommen viel häufiger vor als normal und sie stören den Schlaf, der dadurch rastlos wirkt. Um eine RSD handelt es sich nach den von DelRosso für Kinder im Alter von sechs bis 18 Jahren beschriebenen Kriterien, wenn rastloser Schlaf, häufige Bewegungen im Schlaf und daraus entstehende Beeinträchtigung vorliegen. Eine Ursache ist noch nicht bekannt, man nimmt aber an, dass Eisenmangel und generelle Schlafinstabilität eine große Rolle spielen.

4.7. NEUE SCHLAFMEDIZINISCHE ERKRANKUNGEN

Da die Schlafmedizin ein junges und sehr dynamisches Feld ist, gibt es immer wieder neue, wirklich große Durchbrüche in der Forschung. Das betrifft Diagnose- und Therapiemöglichkeiten, aber es gelingt auch, neue Erkrankungen erstmals zu beschreiben und weiter zu erforschen. So ist beispielsweise erst 2014 die Anti-IgLON5-Erkrankung beschrieben worden, deren Auftreten mittlerweile an dutzenden Fällen welteit bestätigt wurde: Die renommierte Forschungsgruppe um Lidia Sabater von der Universität Barcelona beschrieb zum ersten Mal die Charakteristika dieser Erkrankung, der Wiener Neurologin Romana Höftberger gelang es dann zusammen mit Ellen Gelpi und anderen, die pathologischen Veränderungen im Gehirn verstorbener Patienten zu charakterisieren.

Bei dieser Erkrankung steht oft zunächst die Störung des Schlafes im Vordergrund. Oft ist die Schlafstruktur tatsächlich aufgelöst, sodass die einzelnen Schlafstadien nicht mehr erkennbar sind. Zudem können nachts Bewegungen über lange Strecken oder fast durchgehend auftreten, an die sich die

Personen tagsüber nicht erinnern. Manchmal zeigen sich auch tagsüber Symptome, die zunächst aber meist nur diskret ausgeprägt sind. Es handelt sich um eine Kombination aus Autoimmunerkrankung und Neurodegeneration, die Behandlung wird in der Regel in spezialisierten Zentren eingeleitet. Die Anti-IgLON5-Erkrankung ist nur ein Beispiel dafür, wie dynamisch sich die Schlafmedizin entwickelt.

5 BESSER SCHLAFEN: WAS WIRKLICH HILFT

Einer der Hypes auf *Tiktok* der letzten Jahre? Mouth Taping. Dabei kleben sich Menschen ein Pflaster über den Mund, weil sie damit angeblich besser schlafen. Das ist natürlich Unsinn: Wenn die Nasenatmung frei ist und keine obstruktive Schlafapnoe oder eine andere behandlungsbedürftige Erkrankung vorliegt, ist der Mund während des Schlafs ohnehin meistens geschlossen, wobei dies auch von der Körperlage abhängen kann. Weil viele Menschen schlecht schlafen, kommen ständig neue Produkte auf den Markt, die den Schlaf verbessern sollen, wie Gewichtsdecken, besonders teure Matratzen oder immer neue Apps, um nur einige Beispiele zu nennen. Dazu kommen noch allerlei esoterische Dinge, wie Alpha-Harmonisierungsplatten oder vibrierende Schlaflosigkeits-Eier. Die Vielzahl an angeblich schlaffördernden Produkten bestätigt jedenfalls eines: Viele Menschen schlafen schlecht und sind verzweifelt auf der Suche nach Lösungen.

5.1. THERAPIEN UND BEHANDLUNGSOPTIONEN

Wie in den vorangegangenen Kapiteln gezeigt, ist die Anzahl und Bandbreite der Schlafstörungen und -krankheiten groß. Das gilt ebenso für ihre Ursachen, Symptome, Auswirkungen und Zusammenhänge mit anderen physischen oder psychischen Erkrankungen. Deshalb leuchtet es sicher ein, dass es nicht die eine Behandlung für die verschiedensten schlafmedizinischen Erkrankungen gibt – ganz im Gegenteil. Umso wichtiger ist es also, dass zuerst einmal die Ursachen für die Probleme abgeklärt werden – auch, wie wir bereits gehört haben, weil zahlreiche andere Erkrankungen Schlafstörungen verursachen können.

Was passiert aber, wenn tatsächlich eine schlafmedizinische Krankheit diagnostiziert wurde? Auch wenn manche Betroffene zunächst lieber eine Schlaftablette hätten, in der Hoffnung, dass sich damit das Leiden unverzüglich beheben lässt: Medikamente sind meist nicht die erste Behandlungsoption, in der medizinischen Fachsprache First-Line-Therapie genannt. Bei einer chronischen Insomnie zum Beispiel, hinter der keine anderweitig zu behandelnde Ursache steckt, empfehlen heute alle großen Schlafgesellschaften eine nichtmedikamentöse Behandlung – konkret eine kognitive Verhaltenstherapie, die CBT-I, von der schon die Rede war. Ob zusätzlich eine temporäre medikamentöse Behandlung sinnvoll ist, hängt vom Einzelfall ab.

Die Eckpfeiler einer kognitiven Verhaltenstherapie – die aber nur im Gesamtpaket wirken, nicht als Einzelmaßnahme -, sind eine vorübergehende Limitierung der Zeit im Bett, Informationen über Schlaf und circadiane Rhythmen, Stimuluskontrolle – zum Beispiel, das Bett zu verlassen, wenn man länger wach liegt -, Entspannungsverfahren, der Umgang mit Erwartungen und dysfunktionalen Gedanken und vieles mehr. Die CBT-I, die wir auch an der Spezialambulanz für Schlafstörungen und Schlaflabor der Universitätsklinik für Neurologie Innsbruck anbieten, wird von speziell ausgebildeten Psycholog*innen, Ärzt*innen, Pflegefachkräften oder anderem Fachpersonal in Einzel- oder Gruppensitzungen durchgeführt, die über einige Wochen oder Monate hinweg stattfinden. Das heißt natürlich: Die Betroffenen müssen sich dafür Zeit nehmen und den Willen haben, aktiv mitzumachen. Aber diese nichtmedikamentöse Behandlung ist sehr wirksam: Wer das Programm absolviert hat, ist nachher meistens sehr froh darüber. Leider gibt es solche Programme noch nicht überall, aber zunehmend mehr Fachkräfte in Gesundheitsberufen lassen sich dafür ausbilden. Immer öfter gibt es auch die Möglichkeit, solche Programme online zu absolvieren.

Viele vor Jahrzehnten als Schlafmittel verwendete Substanzen hingegen werden längst nicht mehr eingesetzt, da ihre therapeutische Breite gering ist, zum Teil auch aufgrund ihrer Toxizität oder unerwünschten Wirkungen. Zu diesen zählen zum Beispiel Barbiturate und bromhaltige Substanzen.

Es sind aber nach wie vor Schlafmittel erhältlich, deren Wirksamkeit begrenzt ist, und die mit Blick auf das Verhältnis von Wirkung und unerwünschten Nebenwirkungen nicht gut abschneiden. Das gilt vor allem für ältere Antihistaminika, aber auch für Chloralhydrat.

Zugleich entwickeln sich die medikamentösen Behandlungsansätze und die Erkenntnisse aus der Forschung für die anderen Gruppen der schlafmedizinischen Erkrankungen rasant weiter. Allerdings schaffen es längst nicht alle neuen Medikamente und Behandlungsansätze auch bis zur Zulassung. Und selbst dann bleibt abzuwarten, welche sich im klinischen Einsatz bewähren. Neu sind zum Beispiel DORA, die sogenannten dualen Hypocretin/Orexin-Rezeptor-Antagonisten. Die Erwartungen an diese in den letzten zwei Jahrzehnten entwickelte Substanzfamilie sind hoch, ob sie diese aber erfüllen können, wird sich zeigen, wenn sie breiter verfügbar sind und eingesetzt werden können. Da die Wirkweise von DORA neu ist, ist auch das Nebenwirkungsprofil neu. Die Halbwertszeit der Wirkstoffe ist sehr unterschiedlich, insgesamt sind sie aber nach aktuellem Wissensstand gut verträglich.

Neuroleptika wiederum sind keine Schlafmittel und sollten außerhalb des psychiatrischen Kontextes in der Behandlung von Schlafstörungen nicht eingesetzt werden. Klassische Neuroleptika führen vielfach nicht zu einem objektiven verbesserten Schlaf, und auch bei sogenannten atypischen Neuroleptika gibt es nicht unwesentliche Nebenwirkungen, zum Beispiel auf den Stoffwechsel.

Zu den neuen Entwicklungen bei den medikamentösen Behandlungen gehören außerdem zum Beispiel neue Therapien für Erkrankungen mit erhöhter Tagesschläfrigkeit, etwa bei Narkolepsie. Auch bei der REM-Schlaf-Verhaltensstörung gibt es neue Medikamente: Einerseits werden zusätzlich zu bereits existierenden Behandlungen zur Minderung der Symptome und ihrer Auswirkungen, etwa die Verletzungsgefahr, weitere medikamentöse Therapien untersucht. Andererseits sind derzeit sogenannte krankheitsmodifizierende Behandlungen in der Entwicklung. Beim Restless-Legs-Syndrom wiederum haben sich die Behandlungsempfehlungen in den letzten Jahren ganz grundlegend geändert.

Obwohl also medikamentöse Therapien einen relevanten Platz haben in der Schlafmedizin und in manchen Fällen durchaus sinnvoll sind, rate ich vor einem ab: sich bei Schlafproblemen einfach ein Schlafmittel aus der Apotheke zu holen, regelmäßig darauf zurückzugreifen, ohne das Problem abklären zu lassen. Wichtig ist auch, dass man Medikamente unter strenger ärztlicher Kontrolle und nur kurzfristig oder gelegentlich einnimmt.

Vielleicht überrascht es nicht, dass Schlaflabore und -mediziner*innen oft auch mit Patient*innen daran arbeiten, Schlafmittel wie Benzodiazepine, aber auch Z-Substanzen abzusetzen. Das braucht Geduld und Disziplin und einen starken Willen: Im Durchschnitt, so die grobe Regel, muss man für jedes Jahr einer Schlafmittelabhängigkeit einen Monat einplanen, um es abzusetzen.

Im Vergleich zu Benzodiazepinen oder Z-Substanzen sind pflanzliche Präparate, besonders aus Baldrian und Hopfen, besser verträglich. Allerdings ist ihre Wirksamkeit, wie verschiedene Studien zeigen, begrenzt. Viele pflanzliche Stoffe sind außerdem wenig untersucht und haben manchmal auch Beimischungen.

Ähnliches lässt sich über Melatonin-Präparate aus der Apotheke sagen: Wie wir bereits erfahren haben, produziert der Körper das Hormon von allein, wenn man ihn nicht stört – wobei manche Menschen mehr, andere weniger ausschütten. Ob und welche biologische Bedeutung das hat, wissen wir noch nicht. Trotzdem wird seit einiger Zeit Melatonin als Mittel bei Schlafproblemen gehypt. Aus Sicht der Schlafmedizin ist Melatonin aber ein Chronobiotikum, und kein generelles Schlafmittel.

Trotzdem hat Melatonin seinen Platz in der Schlafmedizin, und zwar in der symptomatischen Behandlung der REM-Verhaltensstörung. Es hilft den Betroffenen, weniger gewalttätige Episoden im Schlaf zu haben. Es gibt auch Forscher*innen, die dem Melatonin eine neuroprotektive Wirkung zuschreiben. Ob das für bestimmte Patient*innen, zum Beispiel mit einer REM-Schlaf-Verhaltensstörung, die ja ein erhöhtes Risiko für eine Parkinson-Erkrankung haben, eine klinische Bedeutung hat, ist allerdings noch nicht ausreichend untersucht.

Und auch in besonderen Situationen, nicht nur bei Jetlag, kann Melatonin sinnvoll sein – wichtig ist hier aber der richtige Zeitpunkt der Einnahme nach der Phasen-Reaktions-Kurve. In letzter Zeit gibt es zum Beispiel auch Berichte über den Einsatz von Melatonin auf Überwachungsstationen, etwa zur Vorbeugung eines Delirs, sowie im geriatrischen Bereich.

Auch im pädiatrischen Bereich wird Melatonin oft verschrieben. Allerdings kommt eine im Sommer 2023 veröffentlichte Studie zum Schluss, dass der Nutzen begrenzt, und Melatonin nicht frei von Nebenwirkungen ist, wenn es bei Kindern und Jugendlichen eingesetzt wird, die unter chronischer Schlaflosigkeit leiden, ansonsten aber gesund sind.

Frei verkäufliche Melatonin-Präparate sind, wie bereits angesprochen, keine Medikamente, sondern zählen zu den sogenannten Chronotherapeutika oder Chronobiotika. Weil Melatonin aber billig ist, relativ ungiftig und einfach zu produzieren, wird es trotzdem häufig wie ein Schlafmittel vermarktet. Doch Melatonin-Sprays und ähnliche frei erhältliche Produkte helfen bei Schlaflosigkeit wenig. Wer kurzzeitig mal Probleme beim Einschlafen hat, etwa nach einem Langstreckenflug, kann Melatonin-Präparate dennoch ausprobieren. In so einem Fall gilt folgende Empfehlung: Mit der Einnahme sollte man im Flugzeug beginnen, und zwar zur gewünschten Bettgehzeit am Zielort. Wenn ich also zum Beispiel um 18 Uhr von New York nach Berlin fliege und meine gewünschte Bettgehzeit in Berlin Mitternacht ist, dann nehme ich das Melatonin exakt um 18 Uhr ein, da die Zeitdifferenz sechs Stunden beträgt. An den ersten Tagen nach Ankunft am Zielort kann die Einnahme zur selben Uhrzeit weitergeführt werden.

5.2. SCHLAFPFLEGE STATT SCHLAFHYGIENE

Sprachen Mediziner*innen früher über eine gute Schlafumgebung oder eine ausreichende Schlafdauer, nannten sie das Schlafhygiene. Auch heute ist der Begriff noch häufig in Gebrauch. Ich verwende ihn nicht gerne, weil „Hygiene" in diesem Kontext einen leicht autoritären Beiklang hat und unterstellt, dass die Schlafgewohnheiten bei von Schlafproblemen Betroffenen „ungesund" seien, diese gewissermaßen selbst schuld.

Auf der Suche nach einem besseren Begriff, der weder zu selbstoptimierend-verkrampft noch zu passiv klingen sollte, habe ich mich für „Schlafpflege" entschieden. Wie bei Zahnpflege oder Hautpflege kann er uns daran erinnern, dass wir sehr wohl selbst etwas tun können für unseren Schlaf – und dass dies durchaus angenehm sein kann.

5.3. WANN, WO UND WIE SCHLÄFT ES SICH AM BESTEN?

Grundsätzlich nicht schaden kann eine positive Haltung zu unserem Schlaf: Selbst wenn wir einmal nicht so gut schlafen oder das Gefühl haben, über längere Strecken hinweg wach zu sein, kann es im Bett gemütlich und erholsam sein. Am Ende kommt es gar nicht so sehr darauf an, wie viel man wirklich schläft, zumal man das selbst oft auch schlecht einschätzen kann, wie wir bereits gesehen haben. Sondern darauf, dass man überhaupt mal liegt, wenn Schlafenszeit ist. Wenn es mit dem Ein- oder Durchschlafen nicht klappt, darf man aber ruhig auch raus aus dem Bett: Wichtig ist, dass wir uns keinen Druck machen, in diesem Augenblick unbedingt schlafen zu müssen.

Zugleich können wir unsere Schlafumgebung und unsere Schlafenszeiten in den Blick nehmen: Hier finden sich zahlreiche vergleichsweise einfache Hebel, um unseren Schlaf besser und erholsamer zu machen.

Das richtige Timing

Ein einfacher, hochwirksamer und dazu noch komplett kostenloser Tipp bei Schlafproblemen lautet: fixe Aufstehzeit. In älteren Schlafhygiene-Empfehlungen hieß es häufig: „Gehen Sie jeden Tag zur gleichen Zeit ins Bett!“ Doch der Tipp ist unrealistisch, denn bei wem ist schon jeder Tag gleich? Es wäre doch schade, würden wir zum Beispiel auf Feste verzichten, damit wir nur brav zur richtigen Zeit ins Bett kommen. Wer ohnehin gut schläft, kann natürlich ausschlafen. Wer schlecht schläft, sollte seine Aufstehzeiten aber nicht ständig variabel gestalten. Man sollte sie auch nicht danach richten, wie gut oder schlecht man geschlafen hat.

Bei chronisch schlechtem Schlaf dehnen viele die Zeiten im Bett aus. Zwar brauchen wir sieben bis neun Stunden Schlaf, aber wir brauchen eben auch nicht mehr als neun Stunden. Denn beim Schlaf gilt auch: Viel hilft nicht viel. Wenn man nach einer unruhigen Nacht morgens besonders lange liegen bleibt, oder sich noch mal hinlegt, wenn die Familie aus dem Haus ist, oder einen ausgiebigen Mittagsschlaf hält, wird man am Abend vielleicht wieder Probleme mit dem Einschlafen haben.

Ein Teufelskreis kann entstehen: Man geht früher ins Bett, weil die letzte Nacht schlecht war. Dann ist die nächste Nacht wieder schlecht und man bleibt morgens noch länger liegen. Tagsüber ist man dann so kaputt, dass man sich mittags hinlegt. So kommen manche – in seltenen Fällen – auf Bettzeiten von bis zu zwölf Stunden. Da aber niemand zwölf Stunden Zeit im Bett braucht, liegt man dann automatisch viel wach und hat noch mehr das Gefühl, dass man schlecht schläft. Das ist übrigens auch der Grund, warum zum Gesamtpaket der kognitiven Verhaltenstherapie CBT-I oft eine vorübergehende Schlafrestriktion gehört, also die Empfehlung zu vorübergehend kürzerer Zeit im Bett.

Meine Hauptempfehlung lautet also: Morgens aufstehen! Auch wenn die Nacht schlecht war. Dadurch lässt sich der Schlafdruck abends etwas erhöhen, und damit auch die Chance einzuschlafen.

MYTHOS: Wenn man schlecht geschlafen hat, sollte man sich ein langes Ausschlafen gönnen.

RICHTIG: Wer unter Schlafproblemen leidet, sollte darauf achten, möglichst zur gleichen Zeit aufzustehen.

Dieser Tipp gilt wie gesagt für Menschen, die chronisch schlecht schlafen. Bei Schlafgesunden kann es durchaus zur Erholung und zum Wohlbefinden beitragen, die Zeit morgens im Bett gelegentlich genüsslich auszudehnen, wenn es die Umstände gerade erlauben.

Menschen hingegen, die arbeitsbedingt oder wegen der Kinder die ganze Woche über chronisch zu wenig schlafen, sollten am Wochenende sogar ausschlafen. Man kann bei einem Schlafdefizit zwar nicht alles wieder hereinholen, aber ein wenig schon. Medizinisch gesehen spricht man von einem „kumulierten Schlafmangel", wenn man unter der Woche jeden Tag eine halbe oder eine ganze Stunde weniger Schlaf abbekommt, als man braucht. Früher glaubte man, man könne all diese Stunden am Wochenende nachholen, das stimmt leider nicht ganz, wie neuere Studien gezeigt haben.

Ein ruhiger Schlaf

Wir leben in einer lauten Welt. Orte, an denen wirklich Stille herrscht, sind rar geworden. Und das hat Folgen für den Schlaf. Der leidet nämlich auch dann unter Ruhestörungen, wenn wir gar nicht aufwachen. Vorbeirauschende Autos, ein ratternder Zug oder grölende Partymenschen unten auf der Straße – sie alle stören unsere Schlafqualität. Ohne es zu merken, driften wir vom Tiefschlaf in einen oberflächlichen Schlaf. Auf die Dauer stresst das den Körper.

MYTHOS: Wer bei Lärm schlafen kann, hat eben einen besonders guten, tiefen Schlaf.

RICHTIG: Auch Lärm, der einen nicht aufweckt und an den man sich vermeintlich gewöhnt hat, schadet der Schlafqualität.

Auch ein schnarchender Partner lässt uns weniger tief schlafen. Wenn dies der Fall ist, sollte man als Erstes der Ursache auf den Grund gehen und ärztliche Hilfe aufsuchen. Wie wir bereits erfahren haben, könnte das Schnarchen zum Beispiel an einer Schlafapnoe liegen. Auch Schnarchen, an das man seit Jahren gewöhnt ist, führt zu Mikrowachreaktionen, die die Schlafintegrität beeinträchtigen. Bleibt es beim Schnarchen, kann man versuchen, sich mit Ohrstöpseln zu schützen – die beste Lärmreduktion bieten dabei übrigens Ohrstöpsel auch Wachs. Natürlich hat diese Methode ihre Grenzen: Erstens mögen nicht alle die Stöpsel oder können sich trotz guten Willens nicht daran gewöhnen. Zweitens kann sehr lautes Schnarchen bis zu 90 Dezibel erreichen: Bei dieser Laustärke helfen die Stöpsel kaum mehr.

Wer das Privileg hat, über genügend Wohnraum zu verfügen, kann auch den Raum zum Schlafen wechseln. Das ist kein Zeichen mangelnder Liebe, und auch kein Zeichen für eine schlechte Ehe oder Partnerschaft. Im Gegenteil: Wer schnarcht und den oder die Partner*in beim Wunsch, in ein anderes Schlafzimmer zu ziehen, unterstützt, zeigt damit auch Respekt und Wertschätzung. Dasselbe gilt auch, wenn zwei Personen sehr unterschiedliche circadiane Typen sind: Für die Partnerschaft ist es sicher förderlich, wenn beide ausgeschlafen sein können.

Kühl schläft es sich besser

Die Älteren von uns können sich vielleicht noch an Bettschuhe aus Wolle erinnern, die die Großmutter gehäkelt hatte. Man zog sie vor dem Zubettgehen an und streifte sie meistens kurz vor dem Einschlafen unter der Decke ab. Wie viele andere überlieferte Tipps und Gewohnheiten sind sie gar keine schlechte Idee.

Damit wir gut einschlafen können, muss die Körperkerntemperatur absinken. Bei Gesunden sinkt die Temperatur ganz von allein durch die Ausschüttung von Melatonin ab, und auch, weil man nicht mehr aktiv ist. Die Funktion der Bettsocken: Wenn Hände und Füße warm sind, die Blutgefäße an diesen Körperteilen, die eine große Oberfläche haben, also schön weit gestellt sind, gelingt es besser, die Körperkerntemperatur abzusenken. Denn über die warmen Hände und Füße kann Wärme an die Umgebung abgeführt werden, wie die Forschungsgruppe für Chronobiologie in Basel schon 1999 eindrucksvoll gezeigt hat. Seitdem konnte die Forschungsgruppe noch mehr Details klären. So sind diese Mechanismen beispielsweise auch der Grund dafür, dass Menschen mit vasospastischem Syndrom und dadurch mit kalten Füßen (und Händen) oft so schlecht einschlafen, weil sie eben keine Wärme an die Umgebung abgeben können. Den gleichen Effekt wie die Bettsocken hat übrigens ein warmes Fußbad vor dem Einschlafen, oder für manche vielleicht auch ein Vollbad.

Je nach circadianer Veranlagung haben Menschen ihren individuellen tiefsten Punkt der Körperkerntemperaturkurve, den sogenannten Nadir, zu etwas unterschiedlichen Zeiten. Bei Frühmenschen ist dieser tiefste Punkt vielleicht schon um zwei Uhr früh erreicht, bei Nachtmenschen vielleicht erst um sechs Uhr früh. Für die Einschlafbereitschaft ist es aber in allen Fällen wichtig, dass die Körpertemperatur abends abfallen kann. Und das heißt, dass es in der Umgebung kühler sein muss als im Körperinneren, damit Wärme abgegeben werden kann.

Meistens wird rund 18 Grad als optimale Raumtemperatur zum Schlafen angegeben, aber die Spannbreite ist groß – und viele werden die Erfahrung gemacht haben, dass es sich auch bei Temperaturen deutlich näher am Gefrierpunkt noch gut schlafen lässt, wenn die Bettdecke oder der Schlafsack warm genug ist. Außerdem kann sich die individuelle Temperatur-Präferenz im Lauf des Lebens ändern.

Allgemein gilt: Für einen guten Schlaf sollten wir es nicht zu kalt, aber auch nicht zu heiß haben. Wenn im Sommer die Temperatur in der Innenstadt nachts nicht mehr unter 30 Grad fällt, kann der Körper kaum mehr Wärme nach außen abgeben, die Körperkerntemperatur wird damit nicht wirksam gesenkt: Man kann also nur schlecht einschlafen und durchschlafen. Dass die Menschen im Sommer schlechter schlafen als im Winter, wurde schon vor vielen Jahren in Israel gezeigt, in unseren Breitengraden wird es erst zunehmend ein Thema.

Die Temperatur in den Schlafräumen hängt allerdings leider auch von den finanziellen Möglichkeiten ab, und von der Bausubstanz des Hauses, der Ausrichtung der Wohnung, der Größe der Räume, ob man nachts die Fenster geöffnet haben kann, ob man eine Klimaanlage hat oder ob hingegen in den Wohnungen darüber und darunter Klimaanlagen brummen, während man selbst keine hat. Aber selbst bei suboptimalen Bedingungen kann man mit einer guten Wahl des Zeitpunktes zum Lüften, dem Schutz vor Sonneneinstrahlung und einem vorsichtigen Einsatz eines Ventilators die Schlafbedingungen verbessern.

Was heißt bequem?

Wie man sich bettet, so schläft man: Das stimmt nur bedingt. Genau genommen wird zu viel Aufhebens um die perfekte Bettstatt gemacht. Das Marketing mancher Betten- und Matratzenhersteller hat dazu geführt, dass viele versuchen, ihrem schlechten Schlaf mit ständig neuen Produkten beizukommen. Berücksichtigt man evidenzbasierte Schlaftipps, stellt man fest, dass es nicht so entscheidend ist, wie das Bett aussieht. Timing und Temperatur sind weitaus wichtiger. Die einzige relevante Empfehlung: Wir sollten möglichst flach liegen. Kurze Sofas oder Fernsehstühle sind daher nicht ideal für einen erholsamen Schlaf.

Der Faktor Licht

Wir haben es schon angesprochen: Wenn es dunkel wird, schüttet unser Körper vermehrt Melatonin aus. Dieser Botenstoff signalisiert unserem Körper: „Jetzt ist Schlafenszeit!"

Melatonin hat jedoch einen Gegenspieler: Licht, und ganz besonders kurzwelliges Blaulicht. Die Ganglienzellen in der Netzhaut des Auges, die auf Licht reagieren, sind ausgesprochen sensibel für dieses kurzwellige Licht. Deshalb ist Blaulicht auf der einen Seite so gut geeignet, Arbeitende in einer Fabrik wach zu halten. Als Beleuchtung für das abendliche Zähneputzen im Badezimmer oder als Leselicht im Schlafzimmer ist es dagegen denkbar ungünstig. Das wurde allen Warnungen von Schlafmediziner*innen und Chronobiolog*innen zum Trotz nicht berücksichtigt, als die sogenannten Energiesparlampen auf den Markt kamen, deren erste Generation ein besonders kaltes, blaues Licht ausstrahlten. Aber auch Computer-, Laptop-, Handy- und Tablet-Bildschirme strahlen helles Licht ab, zum Teil mit einem hohen Anteil an kurzwelligem Blaulicht. Mittlerweile können wir bei vielen Geräten einen Blaulichtfilter aktivieren, wenn wir abends arbeiten, Nachrichten schreiben oder im Internet surfen. Leider ist dabei oft der Kontrast schlechter, und zum Filmschauen sind die Filter eher ungeeignet.

Ein möglicher Schutz gegen abendliches Blaulicht sind Brillen mit Blaulichtfilter. Allerdings können diese den unerwünschten Nebeneffekt haben, dass sie sogar zu wenig erwünschtes Blaulicht an unsere Netzhaut lassen, wenn sie tagsüber getragen werden. Auf diesem Gebiet passiert aber sehr viel: Sowohl bei Brillengläsern als auch bei Displays gibt es zahlreiche Forschungen, etwa vom Team um Christian Cajochen an dem von der Schlafforscherin Anna Wirz-Justice begründeten Zentrum für Chronobiologie der Uni Basel, um neue, bessere Technologien zu entwickeln.

Aber nicht nur taghelles Licht oder Blaulicht, auch schon sehr geringe nächtliche Lichtintensitäten beeinträchtigen unseren Schlaf. Gewöhnliche Lamellenrollos reichen bei Weitem nicht aus, um einen Raum angemessen zu verdunkeln. Zu empfehlen sind wirklich gut abdichtende Fensterläden oder Rollläden, sowie Vorhänge mit Lichtschutzbeschichtung, sogenannte Verdunkelungsvorhänge, die groß genug sind, um das gesamte Fenster oder die gesamte Balkontür komplett abzudunkeln. Generell ist zu empfehlen, das Schlafzimmer oder den Raum, in dem man sich aufhält, in den letzten 90 Minuten vor dem Einschlafen nicht zu hell zu beleuchten.

Vielleicht ist es hilfreich, sich bei Schlafproblemen einmal mit **Lux** zu befassen. Das ist die Einheit, mit der die Beleuchtungsstärke gemessen wird. Sie drückt aus, wie viel Lichtstrom auf einen bestimmten Bereich trifft. Wenn wir viel im Freien sind, kriegen wir an sonnigen Tagen bis zu 100.000 Lux ab, bei grauem Himmel höchstens die Hälfte. In Büros brauchen wir mindestens 500 Lux, damit wir gut arbeiten können, das ist mittlerweile in vielen Ländern auch arbeitsrechtlich vorgeschrieben.

Nachts hingegen wären zum Schlafen weniger als fünf Lux ideal. Und wenn man auf die Toilette muss, sollte die Lichtquelle gerade so hell sein, dass wir den Weg finden, ohne zu stürzen. Wenn wir hingegen auch nur kurz die volle Badezimmerbeleuchtung anschalten, kann das bereits die Melatoninausschüttung in unserem Gehirn vorübergehend unterdrücken, wie der deutsche Schlafforscher und -mediziner Dieter Kunz gezeigt hat.

Ein wichtiger Tipp betrifft das Lesen vor dem Zubettgehen: Eine Studie des Schlafforschers Charles Czeisler, Direktor der Abteilung für Schlafmedizin an der Harvard Medical School, hat gezeigt, dass Menschen, die Tablets benutzen, einen geringeren Melatoninspiegel aufwiesen als jene, die gedruckte Bücher bei gedämpftem Licht lesen. Die Tablet-Leser*innen brauchten in der Untersuchung länger, um einzuschlafen, sie verbrachten weniger Schlafenszeit im REM-Schlaf und zeigten einen verzögerten circadianen Rhythmus. Auch subjektiv machte sich das Lesen am elektronischen Gerät bemerkbar: Wer am Tablet las, gab am nächsten Tag trotz derselben Schlafdauer an, müder zu sein.

Neue Untersuchungen von Prof. Phyllis Zee, Schlafforscherin an der Northwestern University in Chicago und von März 2022 bis Oktober 2023 Präsidentin der World Sleep Society, zeigen, dass selbst sehr geringe Lichteinwirkungen, die die Melatoninausschüttung nicht unterdrücken können, dazu führen, dass schlafende Menschen einen höheren Blutdruck und einen höheren Puls haben. Das kann als möglicher Hinweis auf eine gesteigerte Aktivität des sympathischen Nervensystems gewertet werden.

Außerdem, so hat die Forschung von Phyllis Zee gezeigt, ist Lichteinfall im Schlaf auch mit mehr Übergewicht, Bluthochdruck und Diabetes verbunden. Auf diesen Effekt deutete schon eine frühere Studie hin, bei der 43.722 Frauen untersucht wurden: Jene Frauen, die regelmäßig unter höherer Lichteinwirkung schliefen, waren öfter übergewichtig oder sogar fettleibig. Deswegen beschäftigt sich die Forschung derzeit auch vermehrt mit dem Thema des nächtlichen Umgebungslichts bei Nacht.

Selbst die winzigen roten oder grünen LED-Lämpchen, die an Fernsehern und Computern auch nachts strahlen, können unseren Schlaf stören. Unter Schlafmediziner*innen ist am Rande von Kongressen deshalb nicht selten zu hören, dass sie im Hotelzimmer vor dem Zubettgehen alle elektrischen Geräte ausstecken oder Störenfriede mit Handtüchern verhängen: Das ist eine verhältnismäßig einfache Maßnahme, die viel bringen kann.

Ausgenommen von diesen Empfehlungen sind natürlich Kinder oder Menschen mit Angststörungen. Ihnen hilft ein kleines Nachtlicht zu entspannen und fördert den Schlaf. Für alle anderen gilt: so dunkel wie möglich.

5.4. UND WAS BRINGT DIE TECHNOLOGIE?

Smartphones gehören längst zu unserem Alltag, und mit ihnen für viele Menschen auch Gesundheits-Apps. Neben Apps, die beim Trainingsplan oder einer Ernährungsumstellung helfen sollen, zählen „Schlaf-Apps", die für sich in Anspruch nehmen, Schlaf zu messen oder ihn zu verbessern, zu den beliebtesten Anwendungen. Die Anführungszeichen haben ihren Grund: Viele dieser Apps sind gar nicht wirklich geeignet für den Schlaf oder wurden nie solide validiert. Dazu kommt, dass hinter dem Begriff „Schlaf-App" ganz unterschiedliche Technologien, aber auch Absichten stecken können. Manche von ihnen erfassen zum Beispiel anhand von Beschleunigung den Ruhe-Aktivitäts-Rhythmus, was ein indirekter Hinweis darauf ist, ob die Person gerade wahrscheinlich schläft oder wach ist. Aus den Rohdaten lassen sich auch einige Hinweise auf die circadiane Phase errechnen. Andere Applikationen werten auch Licht und Nutzerverhalten aus, oder messen die Pulsfrequenz und deren Variabilität. Mittlerweile gibt es auch zahlreiche Apps, die Aussagen über Schlaftiefe und teilweise sogar über den Anteil von REM-Schlaf machen wollen.

Das ist nicht grundsätzlich schlecht, dennoch sind die Ergebnisse mit Vorsicht zu genießen: Es kommt vieles auf den Markt und manche Schlaftracking-Apps sind nicht zuvor gründlich auf Polysomnographie, den Goldstandard in der Untersuchung des Schlafs, getestet worden. Das heißt, man kann sich nicht darauf verlassen, dass die Messungen auch stimmen.

Zugleich gibt es weltweit zahlreiche Forschungsarbeiten, um kleine Devices beziehungsweise Wearables zu entwickeln, die zum Beispiel am Kopf getragen oder aufgeklebt werden, um Schlaf messen zu können. Manche machen das bereits mit erstaunlich gutem Erfolg, andere sind noch in Entwicklung.

Ein Unterschied besteht auch hinsichtlich des Ziels: Die einen Schlaf-Apps „tracken" den Schlaf, die anderen sollen ihn auch zusätzlich verbessern. Manche davon sind sicher seriös, es gibt zum Beispiel App-Versionen, die das zu replizieren versuchen, was bei einer kognitiven Verhaltenstherapie in CBT-I-Sitzungen physisch in der Gruppe oder online stattfindet.

Kritisch wird es jedenfalls immer, wenn wir uns zu sehr auf die technologischen Möglichkeiten verlassen. In Zeiten von Selbstoptimierung und Hyperperformance lassen sich manche von ihrer Schlaf-App diktieren, wann die beste Aufstehzeit ist. Welche Probleme daraus entstehen können, zeigt das Beispiel einer jungen Frau, die zwischen Karriere und Privatleben meist sowieso schon viel zu kurz schläft. In die App muss sie eingeben, wann sie allerspätestens aufstehen muss, in ihrem Fall 6.30 Uhr. Die App behauptet nun, sie zu dem für ihren Körper am besten geeigneten Zeitpunkt zu wecken, konkret dann, wenn es physiologisch am „leichtesten" ist, aufzuwachen. Das heißt aber, dass die App sie manchmal auch schon um 6.00 Uhr weckt oder um 6.15 Uhr. Durch das Diktat der App wird der Frau von ihrer ohnehin schon zu kurzen Schlafzeit noch zusätzlich etwas abgezwackt. Das ist natürlich nicht sinnvoll: Besser wäre es, die mögliche Schlafenszeit maximal auszunutzen

Dank Big Data und künstlicher Intelligenz sind jedoch auch für die Schlafmedizin und -forschung große Fortschritte und neue Erkenntnisse zu erwarten. Nicht nur Apps lernen und werden besser, auch die Wissenschaft und die Arbeit im Schlaflabor entwickelt sich weiter. Auch unser Labor forscht dazu: Die Arbeitsgruppe um Matteo Cesari konnte zum Beispiel zeigen, dass man mit einer Analyse der Schlaftiefe mittels Methoden des maschinellen Lernens bei gesunden Personen das Alter besser vorhersagen kann als mit traditionellem Schlaf-Scoring.

Durch maschinelle Lernverfahren und mithilfe künstlicher Intelligenz bei der Auswertung von vorhandenen Schlafdaten, zum Beispiel aus der Polysomnographie, ist außerdem zu erwarten, dass bei sehr großen Datenmengen auch Phänomene erkennbar werden, die man beim einzelnen Individuum oder mit klassischen Vergleichen von kleinen Gruppen nie gefunden hätte. Dadurch sind auch neue Erkenntnisse zum gesunden Schlaf und seinen Pathologien zu erwarten. So versucht man zum Beispiel, aus bereits vorhandenen großen Datensätzen mithilfe von künstlicher Intelligenz Charakteristika zu finden und zu extrahieren, die auf ein erhöhtes Risiko für einen künftigen Schlaganfall oder andere kardiovaskuläre Erkrankungen hinweisen können. Auch für neurodegenerative Erkrankungen gibt es schon erste Studien, die auf sehr großen Datensätzen beruhen und mittels Modellen, die mit maschinellem Lernen entwickelt wurden, ganz neue Zusammenhänge zeigen können. Dies ist ein vielversprechender Ansatz, da es dadurch möglich wird, diskrete Änderungen herauszufinden, die dem menschlichen Auge verborgen bleiben, oder die auch in einer einzelnen Polysomnographie nicht hinreichend sichtbar sind.

Schluss: Die richtige Zeit

Wenn wir über die Zukunft sprechen, ist meist die Rede von künstlicher Intelligenz und Machine Learning. Aber Technologie, so sehr sie uns helfen und in der Forschung, Diagnosestellung und Behandlung weiterbringen kann, ist nicht alles. Es geht auch um die Frage, wie wir leben wollen. Und unsere Biologie ist darauf eingestellt, dass wir am Tag wach sind und nachts schlafen. Der Mensch ist eine tagaktive Spezies.

Doch die Uhrzeiten, nach denen wir leben, sind Definitionssache. Das weltweite System der Zeitzonen beruht auf einem Vorschlag des kanadischen Eisenbahningenieurs Sir Sandford Fleming, der 1879 ein System vorschlug, das die Welt nach Längengraden in 24 Zeitzonen einteilte. Zuvor galt grundsätzlich an jedem Ort, dass es dann zwölf Uhr mittags war, wenn die Sonne ihren höchsten Stand hatte, was Reisen, den Austausch zwischen Städten und Ländern und zunehmend auch den fortschreitenden Zugverkehr kompliziert machte. Auch die Uhrzeiten in den Zeitzonen sollten grundsätzlich mit dem Stand der Sonne übereinstimmen. Fünf Jahre später wurde die Erde auf der Internationalen Meridiankonferenz in Washington in 24 Zeitzonen aufgeteilt und der Nullmeridian, der durch das britische Greenwich läuft, festgelegt.

Schon zuvor, zwischen 1840 und 1860, hatten zum Beispiel die Staaten in Europa landesweit einheitliche Uhrzeiten festgelegt, die sich am Sonnenstand ihrer Hauptstädte orientierten. Aus vielen Zeiten wurde dann ab 1891 sukzessive eine einzige Zeitzone, die Mitteleuropäische Zeit (MEZ).

Momentan unterscheiden sich die Zeiten im europäischen Vergleich stark. Ein Beispiel: Im Juli wird es in Wien etwa um fünf Uhr morgens hell, im spanischen Bilbao erst 90 Minuten später, um etwa 6.30 Uhr. Das liegt an der Richtung der Erdrotation, die dazu führt, dass man in Österreich die Sonne ganze 90 Minuten früher zu sehen bekommt. Wenn es um 90 Minuten später hell und um 90 Minuten später dunkel wird, hat dies Auswirkungen auf das praktische Alltagsleben. Eltern wissen, dass es schwierig werden kann, die Kinder rechtzeitig ins Bett zu bringen, wenn es draußen noch sehr hell ist. Deshalb möchte Spanien nun die Zeitzone wechseln und die Uhren – auch nach Hinzuziehung der Meinung von schlafmedizinischen Expert*innen – um eine Stunde verstellen. In Lateinamerika gibt es das gleiche Problem: In Rio de Janeiro gilt dieselbe Uhrzeit wie in Buenos Aires und sogar wie im viel weiter westlich gelegenen Mendoza. Deshalb fordert der bekannte argentinische Chronobiologe Diego Golombek, dass Argentinien eine Zeitzone weiter westlich und somit eine Stunde früher angesiedelt sein müsste.

Zeitzonen sind auch politische Entscheidungen. Im riesigen China hat die politische Führung beispielsweise eine einheitliche amtliche Zeitzone für das ganze Staatsterritorium festgelegt, obwohl es sich über fünf der 24 Weltzeitzonen erstreckt. Das bedeutet zum Beispiel, dass im extremen Westen des Landes die Sonne im Vergleich zur offiziellen Uhrzeit viel zu spät auf- und untergeht.

Allerdings sind die heute gültigen Zeitzonen auch anderswo nicht immer gleich gültig: In vielen Teilen der Welt, vor allem in Europa, wird die Uhrzeit für das Sommerhalbjahr um meist eine Stunde vorgestellt. In Europa werden am jeweils letzten Sonntag im März die Uhren um eine Studie vorgestellt, bis zum letzten Sonntag im Oktober gilt dann die sogenannte Mitteleuropäische Sommerzeit (MESZ).

Die offizielle Idee hinter der Verschiebung bestand einst in erster Linie in Energiesparmaßnahmen. Doch diese scheinbar kleine Umstellung der Uhren um „nur“ eine Stunde hat große Auswirkungen, das zeigen die Statistiken. In den ersten Tagen nach der Umstellung auf die Sommerzeit steigen Unfallrisiko, Herzinfarktrisiko und generell das Risiko, eines unnatürlichen Todes zu sterben. Interessanterweise scheint die Umstellung auf die Winterzeit weniger schädlich zu sein. Das liegt wohl daran, dass die vielen Menschen, die ohnehin unter Schlafmangel leiden, bei der Umstellung auf die Sommerzeit zusätzlich um eine Stunde Schlaf gebracht werden.

Aus schlafmedizinischer Sicht ist die Standardzeit durchaus günstiger als eine dauernde Sommerzeit, weil Erstere dem höchsten Stand der Sonne mittags folgt. Aus diesen Gründen machen sich die European Sleep Research Society und andere wissenschaftliche Fachgesellschaften seit Langem dafür stark, die Sommerzeit abzuschaffen.

Denn, wie dieses Buch hoffentlich gezeigt hat: Der Wechsel von Schlafen und Wachen und die circadianen Rhythmen sind essenzielle Rhythmen unseres Lebens. Deshalb gehört es auch in der Zukunft zu den wichtigsten Aufgaben der Schlafforschung und der Schlafmedizin, sich für artgerechtere Lebensbedingungen und Zeiten einzusetzen – für uns Menschen wie für andere Lebewesen. Und dafür, einen Schlaf zu ermöglichen, der unserer menschlichen Natur entspricht.

Anhang: Fragebogen zum Chronotyp

Ein zuverlässiges und wertvolles Instrument zur Feststellung des individuellen Chronotyps ist der schon 1976 von den Forschern James A. Horne und Olov Östberg entwickelte Morningness-Eveningness Questionnaire (MEQ).

Für den deutschen Sprachraum wurde er am IfADo – Leibniz-Institut für Arbeitsforschung an der TU Dortmund übersetzt und validiert.

- Bitte lesen Sie jede Frage sorgfältig durch, bevor Sie antworten.
- Beantworten Sie bitte alle Fragen, auch dann, wenn Sie sich bei einer Frage unsicher sind.
- Beantworten Sie die Fragen in der vorgegebenen Reihenfolge.
- Beantworten Sie die Fragen so schnell wie möglich. Die ersten Reaktionen sind relevanter als lange überlegte Antworten.
- Beantworten Sie jede Frage ehrlich. Es gibt keine richtige oder falsche Antwort.

1. Wenn es nur nach Ihrem eigenen Wohlbefinden ginge und Sie Ihren Tag völlig frei einteilen könnten, wann würden Sie dann aufstehen?

5 6 7 8 9 10 11 12

← 5 →← 4 →← 3 →← 2 →← 1 →

2. Wenn es nur nach Ihrem eigenen Wohlbefinden ginge und Sie Ihren Abend völlig frei gestalten könnten, wann würden Sie dann zu Bett gehen?

20 21 22 23 24 1 2 3

← 5 →← 4 →← 3 →← 2 →← 1 →

3. Wie sehr sind Sie von Ihrem Wecker abhängig, wenn Sie morgens zu einer bestimmten Zeit aufstehen müssen?

☐ 4 Überhaupt nicht abhängig ☐ 2 Ziemlich abhängig
☐ 3 Etwas abhängig ☐ 1 Sehr abhängig

4. Wie leicht fällt es Ihnen üblicherweise, morgens aufzustehen?

☐ 1 Überhaupt nicht leicht ☐ 3 Ziemlich leicht
☐ 2 Nicht sehr leicht ☐ 4 Sehr leicht

5. Wie wach fühlen Sie sich morgens in der ersten halben Stunde nach dem Aufwachen?

☐ 1 Überhaupt nicht wach ☐ 3 Ziemlich wach
☐ 2 Ein bisschen wach ☐ 4 Sehr wach

6. Wie ist Ihr Appetit in der ersten halben Stunde nach dem Aufwachen?
   - ☐ 1 Sehr gering
   - ☐ 2 Ziemlich gering
   - ☐ 3 Ziemlich gut
   - ☐ 4 Sehr gut

7. Wie müde fühlen Sie sich morgens in der ersten halben Stunde nach dem Aufwachen?
   - ☐ 1 Sehr müde
   - ☐ 2 Ziemlich müde
   - ☐ 3 Ziemlich frisch
   - ☐ 4 Sehr frisch

8. Wenn Sie am folgenden Tag keinerlei Verpflichtungen haben, wann gehen Sie dann – verglichen mit Ihrer üblichen Schlafenszeit – zu Bett?
   - ☐ 4 Selten oder nie später
   - ☐ 3 Weniger als eine Stunde später
   - ☐ 2 1 – 2 Stunden später
   - ☐ 1 Mehr als 2 Stunden später

9. Sie haben beschlossen, sich körperlich zu betätigen. Ein Freund rät Ihnen, zweimal wöchentlich eine Stunde zu trainieren; für ihn sei die beste Zeit zwischen 7 und 8 Uhr. Ausgehend von Ihrem eigenen Wohlbefinden, wie schätzen Sie Ihre Leistungsfähigkeit zu dieser Zeit ein?
   - ☐ 4 Ich wäre gut in Form
   - ☐ 3 Ich wäre ziemlich in Form
   - ☐ 2 Es wäre ziemlich schwierig für mich
   - ☐ 1 Es wäre sehr schwierig für mich

10. Um wie viel Uhr werden Sie abends müde und haben das Bedürfnis, schlafen zu gehen?

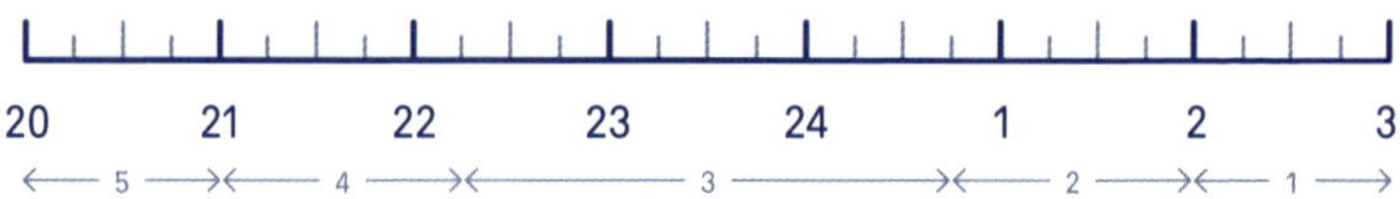

11. Sie möchten für einen zweistündigen Test, von dem Sie wissen, dass er Sie mental sehr beansprucht, in Bestform sein. Wenn es nur nach Ihrem eigenen Wohlbefinden ginge und wenn Sie Ihren Tag völlig frei einteilen könnten, welchen der vier Test-Zeiträume würden Sie wählen?

☐ 6 8 – 10 Uhr ☐ 2 15 – 17 Uhr
☐ 4 11 – 13 Uhr ☐ 0 19 – 21 Uhr

12. Wenn Sie um 23 Uhr zu Bett gehen sollten, wie müde wären Sie dann?

☐ 0 Überhaupt nicht müde ☐ 3 Ziemlich müde
☐ 2 Etwas müde ☐ 5 Sehr müde

13. Aus irgendeinem Grund sind Sie einige Stunden später als gewöhnlich zu Bett gegangen. Es besteht jedoch keine Notwendigkeit, am nächsten Morgen zu einer bestimmten Zeit aufzustehen. Welcher der folgenden Fälle wird bei Ihnen am ehesten eintreten?

☐ 4 Ich werde zur üblichen Zeit wach und schlafe nicht wieder ein
☐ 3 Ich werde zur üblichen Zeit wach und döse danach noch ein wenig
☐ 2 Ich werde zur üblichen Zeit wach, schlafe dann aber wieder ein
☐ 1 Ich wache erst später als üblich auf

14. In einer Nacht müssen Sie für eine Nachtwache zwischen 4 und 6 Uhr wach sein. Am darauffolgenden Tag haben Sie keine weiteren Verpflichtungen. Welche der nachfolgenden Alternativen sagt Ihnen am ehesten zu?

☐ 1 Ich werde erst nach der Nachtwache zu Bett zu gehen
☐ 2 Ich werde vorher ein Nickerchen machen und nach der Nachtwache schlafen
☐ 3 Ich werde vorher richtig schlafen und hinterher noch ein Nickerchen machen
☐ 4 Ich werde nur vorher schlafen

15. Sie müssen zwei Stunden körperlich schwer arbeiten und können sich Ihren Tag völlig frei einteilen. Wenn es nur nach Ihrem eigenen Wohlbefinden ginge, welche der folgenden Zeiten würden Sie wählen?

☐ 4 8 – 10 Uhr ☐ 2 15 – 17 Uhr
☐ 3 11 – 13 Uhr ☐ 1 19 – 21 Uhr

16. Sie haben sich zu einem anstrengenden körperlichen Training entschlossen. Ein Freund rät Ihnen, zweimal wöchentlich eine Stunde zu trainieren; für ihn sei die beste Zeit zwischen 22 und 23 Uhr. Ausgehend von Ihrem eigenen Wohlbefinden, wie schätzen Sie Ihre Leistungsfähigkeit zu dieser Zeit ein?

☐ 1 Ich wäre gut in Form
☐ 2 Ich wäre ziemlich in Form
☐ 3 Es wäre ziemlich schwierig für mich
☐ 4 Es wäre sehr schwierig für mich

17. Angenommen, Sie können Ihre Arbeitszeit frei wählen und Ihre Arbeitszeit beträgt 5 Stunden pro Tag (einschließlich der Pausen), die Tätigkeit ist interessant und wird nach Erfolg bezahlt. Welche 5 aufeinanderfolgenden Stunden würden Sie wählen?

☐☐☐☐☐☐☐☐☐☐☐☐☐☐☐☐☐☐☐☐☐☐☐☐

24 1 2 3 4 5 6 7 8 9 10 11 12 13 14 15 16 17 18 19 20 21 22 23 24

← 1 →← 5 →←4→← 3 →← 2 →← 1 →

18. Zu welcher Tageszeit fühlen Sie sich Ihrer Meinung nach am besten? (Bitte nur 1 Feld ankreuzen!)

☐☐☐☐☐☐☐☐☐☐☐☐☐☐☐☐☐☐☐☐☐☐☐☐

24 1 2 3 4 5 6 7 8 9 10 11 12 13 14 15 16 17 18 19 20 21 22 23 24

← 1 →← 5 →← 4 →← 3 →← 2 →← 1 →

19. Man spricht bei Menschen von „Morgen-“ und „Abendtypen“. Zu welchem der folgenden Typen zählen Sie sich?
    - ☐ 1 Eindeutig „Morgentyp“
    - ☐ 2 Eher „Morgen-“ als „Abendtyp“
    - ☐ 3 Eher „Abend-“ als „Morgentyp“
    - ☐ 4 Eindeutig „Abendtyp“

Die 19 Fragen des D-MEQ lassen sich leicht auswerten: Den Antworten sind jeweils bestimmte Ziffern zugeordnet. Sie müssen am Ende die Ziffern addieren, die Sie rechts neben der von Ihnen angekreuzten Antwort finden (bei den Fragen 3 – 9 sowie 11 – 16 und 19), beziehungsweise jene Ziffern, die Sie unterhalb der von Ihnen angekreuzten Uhrzeiten finden (bei den Fragen 1, 2, 10, 17 und 18).

Die Summe dieser Zahlen zeigt Ihren kategorisierten Chronotyp an:

- 14 – 30: definitiver Abendtyp
- 31 – 41: moderater Abendtyp
- 42 – 58: Neutraltyp
- 59 – 69: moderater Morgentyp
- 70 – 86: definitiver Morgentyp

Dank

Zuallererst möchte ich mich beim fantastischen Team des Schlaflabors der Universitätsklinik für Neurologie Innsbruck und den herausragenden Mitarbeiter*innen unserer Forschungsgruppe Schlaf für die Inspiration und die wunderbare Zusammenarbeit bedanken.

Für die Möglichkeit, Schlafmedizin und Schlafforschung auf höchstem Niveau ausüben zu können, danke ich der Universitätsklinik für Neurologie, der Medizinischen Universität Innsbruck, den Tirol-Kliniken und allen Fördergebern, insbesondere dem österreichischen Wissenschaftsfonds FWF.

Unseren vielen, oft langjährigen Patient*innen danke ich für ihr Vertrauen.

Mein Dank gilt auch meinen Lehrer*innen und Mentor*innen aus dem Bereich der Schlafforschung und darüber hinaus.

Meinem Partner Marvin gilt besonderer Dank für seine Unterstützung in jeder Hinsicht.

Für die Initiative zu diesem Buch und die Begleitung bei der Umsetzung danke ich dem Brandstätter Verlag und Judith E. Innerhofer, sowie Saskia Blatakes für ihren redaktionellen Einsatz und die angenehme Zusammenarbeit.

Liebe Leser*innen,

wir sagen Danke, dass wir Sie auf Ihrer Lesereise begleiten durften.
Viele weitere Abenteuer, aufregende Geschichten, unverwechselbare Geschenkideen finden Sie auf unserem Abenteuerspielplatz

www.brandstaetterverlag.com

Bleiben wir in Verbindung!
Wir freuen uns auf Ihre Anregungen, Wünsche und Kritiken.

leserbrief@brandstaetterverlag.com

Besuchen Sie uns auf unserer Website!

Christian Brandstätter Verlag GmbH & Co KG
Wickenburggasse 26, 1080 Wien
Tel: +43 1 512 15 43-256

#besserschlafen

ISBN 978-3-7106-0733-2
1. Auflage, 2023

Designed in Austria, printed in Europe

Gestaltung: Johanna Kurz
Satz: Burghard List
Lektorat: Joe Rabl
Projektleitung: Judith E. Innerhofer

Quellen der Infografiken:
S. 27: eigene Darstellung, nach Kernsters, https://commons.wikimedia.org/wiki/File:Simplified_Sleep_Phases.jpg (CC BY-SA 3.0)
S. 31: eigene Darstellung, nach Neocadre, https://commons.wikimedia.org/wiki/File:Stage2sleep.svg (CC BY-SA 3.0)
S. 71: eigene Darstellung, nach Iroqu, https://commons.wikimedia.org/wiki/File:Zwei-prozess-modell-der-schlafregulation.svg (CC BY-SA 3.0)
S. 81: eigene Darstellung, nach Michael H. Perez, Beatriz L. Rodriguez, Terry T. Shintani, Rosanne C. Harrigan: Review of literature: Role of 5-aminolevulinic acid and sleep. In: World Journal of Neuroscience, Vol. 3, No. 4, 2013. https://www.researchgate.net/figure/Schematic-representation-of-the-phase-response-curves-to-light-and-melatonin-Circadian_fig1_274694228 (CC BY 4.0)

Der Inhalt dieses Buchs wurde auf hochwertigem, FSC©-zertifiziertem Naturpapier gedruckt. Dieses Papier trägt darüber hinaus ein Zertifikat auf dem Cradle to Cradle Certified® Silver Level. Das Forest Stewardship Council® ist eine internationale Nichtregierungsorganisation, die weltweit eine umweltfreundliche, sozial gerechte und wirtschaftlich tragfähige Bewirtschaftung der Wälder fördert. Cradle to Cradle® zielt auf ein ökologisch verträgliches Wirtschaften in sich wiederholenden Rohstoff-Produkt-Kreisläufen ab.
Für die Druckproduktion und Endfertigung wurde auf umweltfreundliche, ressourcenschonende und schadstofffreie Produktionsweisen und Materialien geachtet. Die Druckerei ist FSC© und PEFC™-zertifiziert, regelmäßige Audits erfolgen im Rahmen der internationalen Umweltmanagementnorm ISO 14001 (Nr. 35025/C/0001/UK/En).
Diese international anerkannten, unabhängigen und regelmäßig überprüften Standards gewährleisten eine umweltgerechte, sozial verträgliche, nachhaltige und ökonomisch tragfähige Nutzung entlang der gesamten Wertschöpfungskette Holz, vom Baum bis zum Buch.